★ 护士规范操作指南丛书 ★

U0741294

心血管科
护士规范操作手册

主　编　郝云霞　石　丽
副主编　霍春颖　刘　庚

中国医药科技出版社

内 容 提 要

本书是《护士规范操作指南丛书》之一。本丛书根据临床专科护理发展和专科护理岗位的需求，按照国家卫计委关于实施医院护士岗位管理的指导意见，由中华护理学会各专业委员会委员组织三甲医院护理部主任编写，旨在指导临床护理操作技能更加规范化。

本书包括心血管科基础护理操作、危重症护理技术、抢救技术及配合、仪器设备的使用、复杂手术配合技术、介入配合技术、护理信息技术相关操作等内容，各章节内容条理清晰，专业性强，理论与实际紧密结合。可作为心血管专业护士规范化操作的指导用书，也可供相关专业人员学习和参考。

图书在版编目（CIP）数据

心血管科护士规范操作手册/郝云霞，石丽主编 . —北京：中国医药科技出版社，2017.12

（护士规范操作指南丛书）

ISBN 978 - 7 - 5067 - 9091 - 8

Ⅰ.①心… Ⅱ.①郝… ②石… Ⅲ.①心脏血管疾病—护理—技术规范—手册 Ⅳ.①R473.5 - 65

中国版本图书馆 CIP 数据核字（2017）第 033704 号

美术编辑　陈君杞
版式设计　张　璐

出版　中国医药科技出版社
地址　北京市海淀区文慧园北路甲 22 号
邮编　100082
电话　发行：010 - 62227427　邮购：010 - 62236938
网址　www.cmstp.com
规格　889 × 1194mm ¹⁄₃₂
印张　8
字数　191 千字
版次　2017 年 12 月第 1 版
印次　2017 年 12 月第 1 次印刷
印刷　三河市百盛印装有限公司
经销　全国各地新华书店
书号　ISBN 978 - 7 - 5067 - 9091 - 8
定价　36.00 元

《护士规范操作指南丛书》
编　委　会

主　　任　　张洪君

执行主任　　林　琳

副 主 任　　张　岚　赵　毅

　　　　　　陈海花　何成伟

《心血管科护士规范操作手册》
编 委 会

主　编　郝云霞　石　丽
副主编　霍春颖　刘　庚
编　者　(以姓氏笔画为序)

马　丽	马　艳	丰文波	王　娜
王　越	车　萌	卞　瑾	石　丽
白雪燕	扬　帆	刘　庚	刘加林
许　宏	张　娟	张　琳	张彦莉
张琳彦	岳广新	赵　湘	赵　蕊
赵冬云	郝云霞	胡可鉴	施婷婷
韩　宇	熊小峥	霍春颖	魏艳艳

前言
Foreword

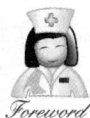

优秀的心血管专科护理人员不仅需要具有丰富的临床知识，还应具有娴熟的护理技能和应急能力，并能将最新及最权威的专业信息融于临床实践中，使护理团队紧跟学科发展的前沿，并服务于患者。

本书植根于大量的研究和临床实践的土壤，参考、查证了大量的相关研究报告和临床资料，阐述了心血管专科护理技术操作的重点、难点。2017版《中国医院协会患者安全目标》提出要加强医学装备及信息系统安全管理，本手册规范了移动护理车、智能药柜等信息设备操作和管理制度，协助促进目标的落实。内容全面系统、科学严谨、图文并茂，从基础护理操作到危重症监护护理技术，延伸到与科技发展相关的护理信息技术，紧密围绕心血管护理所遇到的问题及解决方法进行详尽的论述。本书严格按照临床操作流程编写，希望能够为今后规范化的护理技术操作提供前导性经验和借鉴依据，方便护理人员作为正确处理心血管疾病患者的参考。

该书在编写过程中，得到了同仁们的大力支持和帮助，更要感谢在心血管领域做出贡献的护理前辈们，以及所有参与本书编写与校对的中国医学科学院阜外医院的同事，正是他们的努力使得本书能及时呈现给读者，旨在将阜外护理经验薪火相传，推动我国心血管护理事业的发展。

由于编者水平所限，疏漏之处请广大读者批评指正。

编　者
2017 年 9 月

目录 *Contents*

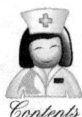

第一章

心血管科基础护理操作

第一节 经动脉留置导管采集动脉血气

【用物】

治疗车、治疗盘、检验申请单、5ml 注射器 1 支、肝素化注射器 1 支放入治疗盘中、一次性垫巾、安尔碘、棉签、免洗手消毒液。

【操作步骤】

1. 核对医嘱及患者姓名、床号。

2. 若患者病情危重且不能停止吸氧时,应在检验申请单上特别注明吸氧方式及相应参数,以便结果分析。向患者解释动脉采血的目的及方法,取得患者配合。评估患者动脉导管的位置是否通畅。

3. 洗手、戴口罩,准备和检查用物。

4. 携用物至患者床旁,核对患者身份信息。

5. 协助患者摆舒适体位,暴露动脉导管、三通及肝素帽,铺一次性垫巾,速干型手消毒剂消毒双手。

6. 以安尔碘棉签消毒动脉导管端肝素帽两次,待干。

7. 用 5ml 注射器带针头刺入肝素帽,调整三通方向,使动脉端与取血端相通,抽尽导管内肝素盐水后继续回抽 2ml 动脉血。

8. 用肝素化注射器带针头刺入肝素帽,抽取动脉血 0.5~1ml

后，拔除注射器。

9. 将血标本排尽空气后轻轻转动，使血液与肝素液充分混匀。

10. 调整三通方向，使动脉端与换能器端相通，用肝素盐水冲净测压管道。

11. 调整三通方向，使取血端与换能器端相通，用回抽肝素盐水的注射器继续回抽适量肝素盐水，冲洗三通及肝素帽，至无血迹后拔除注射器，弃之。

12. 调整三通方向，使动脉端与换能器端相通，观察动脉压力波形是否恢复。

13. 核对化验单及患者信息，将化验单条形码附联贴于注射器上，记录时间，立即送检。

14. 取下垫巾，协助患者摆舒适体位。

15. 免洗手消毒液消毒双手，推车回治疗室，医疗垃圾分类处理。

16. 洗手、记录、签字。

【注意事项】

1. 严格无菌操作，避免气栓、血栓形成。

2. 为患者吸痰后 20 分钟方可采集动脉血气标本。

3. 采血过程中注意观察患者的病情变化。

4. 血标本不能有气泡，出现气泡应立即排出。

5. 采血后应立即送检，不超过 15 分钟完成测定。

【评分标准】

动脉血采集（经动脉导管）评分标准

科室_____ 姓名_____ 职称_____ 得分_____

项目	总分	技术操作要求	评分等级				实际得分	备注
			A	B	C	D		
评估	15	1. 核对医嘱及患者姓名、床号	3	2	1	0		
		2. 若患者病情危重且不能停止吸氧，应在申请单上注明吸氧方式及相关参数，确定动脉导管的位置及是否通畅	10	8	6	4		

项目	总分	技术操作要求	评分等级				实际得分	备注
			A	B	C	D		
		3. 向患者解释动脉采血的目的及方法，取得患者配合	2	1	0	0		
操作前准备	15	1. 洗手、戴口罩，准备和检查用物	3	2	1	0		
		2. 抽取肝素液充分湿润注射器，排尽肝素液	5	3	0	0		
		3. 携用物至患者床旁，核对患者	5	2	0	0		
		4. 协助患者摆舒适体位，暴露动脉导管、三通及肝素帽	2	1	0	0		
操作过程	45	1. 铺一次性垫巾，免洗手消毒液消毒双手	2	1	0	0		
		2. 安尔碘棉签消毒肝素帽两次，待干	5	2	1	0		
		3. 核对患者	3	0	0	0		
		4. 5ml注射器刺入肝素帽，调整三通方向	2	1	0	0		
		5. 抽尽导管内肝素盐水后继续回抽2ml动脉血	5	3	2	0		
		6. 用肝素化注射器带针头刺入肝素帽，抽取动脉血0.5~1ml	5	3	2	0		

续表

项目	总分	技术操作要求	评分等级				实际得分	备注
			A	B	C	D		
操作过程		7. 拔除血样标本注射器并排尽空气	5	0	0	0		
		8. 将血标本轻轻转动，使血液与肝素液充分混匀	3	1	0	0		
		9. 调整三通方向，冲净测压管道	5	2	0	0		
		10. 调整三通方向，冲净三通及肝素帽	5	2	0	0		
		11. 调整三通方向，观察动脉压力波形是否恢复	5	2	0	0		
操作后	15	1. 核对化验单及患者信息	5	3	2	0		
		2. 标本及时送检	3	0	0	0		
		3. 取下垫巾，协助患者摆舒适体位	2	1	0	0		
		4. 免洗手消毒液消毒双手，推车回治疗室，医疗垃圾分类处理	2	1	0	0		
		5. 洗手、签字、记录	3	2	1	0		
评价	10	1. 抽取过程中不能有空气进入导管内	5	0	0	0		
		2. 操作规范，严格执行无菌操作技术，通路保证密闭状态	5	2	0	0		
总分	100							

主考教师_____ 考核日期_____

第二节　实验室标本留取

一、静脉血标本的采集

【目的】

1. 为患者采集、留取静脉血标本。

2. 协助临床诊断，提供诊断依据。

3. 为临床治疗提供依据。

【用物】

安尔碘、棉签、止血带、一次性垫巾、免洗手消毒液、污物碗、蝶翼采血双向针、化验单、采血管、条码、PDA（使用 PDA 的科室准备）。

【操作步骤】

1. 接到医嘱，评估患者病情、血管情况、自理及合作程度。向患者解释采血的目的。

2. 核对医嘱，打印条码。

3. 根据化验项目选择相应采血管。正确粘贴条码。

4. 双人核对。使用 PDA 的科室，核对采血管与电脑采血信息一致。

5. 洗手、戴口罩。

6. 核对医嘱，备齐用物并检查有效期和完整性。

7. 至患者床旁，再次核对患者姓名、床号、医嘱、化验单、采血管。使用 PDA 的科室，用 PDA 扫患者腕带，核对患者信息，再次核对采血管与 PDA 采血内容一致。

8. 抽血流程同静脉抽血操作标准。

（1）常规消毒后，持采血针穿刺静脉，见回血后胶布妥善固定，将采血针另一端刺入真空管。采取至所需刻度，采血管内血液不流动后，单手固定持针器。另一支手拔出采血管，按要求摇匀。

（2）如需采集多管血，应根据化验项目选择相应颜色的采血管，按推荐采血顺序进行采血。

（3）采血时应先将已采集的采血管充分摇匀后再插入另一根采血管。

（4）更换采血管时应严格固定持针器。

（5）采血完毕应先取出采血管，松开止血带，然后退出带针持针器，拔针后应用棉签轻按穿刺处。

9. 整理患者衣物和床单位，再次核对患者信息。

10. 操作完毕洗手，在化验单上登记采血日期、时间，及时送检，并在医嘱单上签字。使用 PDA 的科室，电脑进入条码打印，标本打包并送检，无需在化验单上登记采血时间。

【注意事项】

1. 一人粘贴化验单，一人核对。化验单与患者条码信息及检查项目一致。

2. 无法打印采血条码的化验单，正联与副联内容一致，注明患者床号、姓名。副联黏贴试管牢固，不遮挡标准刻度线。

3. 采血前、后应进行主动核对，让患者说出自己的姓名，然后再次呼叫患者的姓名，注意呼患者全名。

4. 使用标准试管架，两个患者试管间隔一行。

5. 推荐采血顺序如下。

血培养瓶→血凝管（蓝色）、血沉管（黑色）→血清分离胶管（黄色）、血清管（红色）→血浆管（绿色）→血常规管（紫色）

二、尿常规的采集

【目的】

1. 检验尿液的色泽、透明度、比重、尿量、尿蛋白、细胞和管型。

2. 检验尿液的细菌培养及计数。

3. 协助临床诊断和治疗。

4. 为临床治疗提供依据。

【用物】

化验单，一次性尿杯，尿清洁尿管管，条码。

【操作步骤】

1. 接到医嘱后先评估患者自理、合作程度；女性患者是否为经期，向患者解释采集尿液的目的。

2. 核对医嘱，打印条码，正确粘贴条码。

3. 准备用物：一次性尿杯，尿管。

4. 双人核对。

5. 发放一次性尿杯及尿管，向患者说明尿液留取时间、尿管的使用方法及注意事项。

6. 标本留取后，再次核对患者姓名、床号、医嘱、化验单、尿管。

7. 在化验单上登记采集日期、时间，及时送检，并在医嘱单上签字。

【注意事项】

1. 做尿常规检查时，留取尿标本一般应采用晨起第一次尿，其他随机留取的尿液也可，但应以留取中段尿为好。

2. 留取的尿液不少于 10ml。

3. 留取尿液应使用清洁干燥的容器以医院提供的一次性尿杯和尿试管为好。

4. 女性留取尿标本时应避开经期。

5. 女性应防止阴道分泌物混入尿液中，应留取中段尿。

6. 所留尿液应在 1 小时内送检。

三、便常规的采集

【目的】

通过检查粪便判断消化道有无炎症、出血和寄生虫感染，并根据其性状和组成了解消化道功能。

【用物】

化验单，粪便标本采集器，条码。

【操作程序】

1. 核对医嘱，打印条码，正确粘贴条码。

2. 准备用物：粪便采集器。

3. 双人核对。

4. 评估患者自理、合作程度；向患者解释采集便常规的目的。

5. 发放粪便采集器，并告知粪便留取时间，采集器的使用方法及注意事项。

6. 标本留取后，应再次核对患者姓名、床号、医嘱、化验单、粪便采集器。

7. 在化验单上登记采集日期、时间，及时送检，并在医嘱单上签字。

【注意事项】

1. 应留取新鲜的粪便。

2. 要选取粪便的脓、血、黏液等异常成分进行检查，表面无异常时应从粪便表面、深处及粪端多处取材。

3. 不应留取混有尿液、植物、泥土、污水等异物的粪便。

4. 不应从卫生纸、衣裤、纸尿裤等物品上留取标本。

5. 不能用棉签有棉絮端挑取标本。

6. 采取标本后应及时送检。

四、痰标本的采集

【目的】

1. 协助诊断某些呼吸系统疾病。

2. 确诊某些呼吸系统疾病。

3. 观察预后和治疗效果。

【用物】

化验单，痰液收集器，条码。

【操作步骤】

1. 核对医嘱，打印条码，正确粘贴条码。

2. 准备用物：痰液收集器。

3. 双人核对。

4. 评估患者自理、合作程度；向患者解释采集痰液的目的，并告知留取时间、方法及注意事项。

5. 洗手、戴口罩。

6. 核对医嘱，备齐用物并检查有效期和完整性。

7. 至患者床旁，再次核对患者姓名、床号、医嘱、化验单、痰液收集器。

8. 嘱患者用清水漱口清洁口腔，然后用力咳出气管深处的痰液，置于痰液收集器中。

8. 清理用物。

9. 整理患者衣物和床单位，再次核对患者信息。

10. 操作完毕洗手，在化验单上登记采集日期、时间，及时送检，并签字。

【注意事项】

1. 应采集患者清晨的痰液。

2. 嘱患者不可将漱口液、唾液等混入。

第三节　转运护理

为避免危重患者转运途中发生意外，需要通过全面评估患者的病情、设计科学的转运流程、记录各种转运信息数据，从而有效地保证患者被安全转移至目的地。

【目的】

运送不能自行移动的患者出院、入院、转科，做各种特殊检查、治疗、手术等，以达到能够明确诊断，使患者获得更好的诊治措施的目的。

【评估】

1. 患者评估：评估患者病情、生命体征、意识状态、合作程度以及用药、置管等情况，确定转运所需要的物品、设备及护送人员。

2. 设备评估：评估所需仪器设备（氧气、简易呼吸器、微量泵、起搏器、便携式呼吸机、便携式心电监护仪等）性能是否完好，电量是否充足，氧气是否充足。

【用物】

转运床、微量泵、氧气瓶、氧气面罩及连接管、便携式呼吸机、便携式监护仪、不间断电源、电源转换器、外出急救盒（急救药品、简易呼吸器、口咽通气道等）、一次性尿袋、口罩、帽子。

【操作步骤】

1. 洗手、戴口罩。

2. 转运前的护理

（1）转运前告知患者及家属转运的目的、方法、可能出现的不适与并发症，取得理解与配合，签署知情同意书。

（2）确定相关科室或接收医院是否做好迎接准备，院外转运应了解急救车内设备条件。

（3）合理简化深静脉管路，保留两条通畅的静脉通路；将尿瓶更换为尿袋，固定好各类管道及引流装置并合理放置。

（4）如有需要，遵医嘱将院外转运患者的微量泵泵入的血管活性药液合理稀释，并接可调节式输液器，进行静脉滴注。

（5）根据患者的焦虑和疼痛程度，遵医嘱适当给予镇静镇痛药物。

（6）使用人工气道的患者需充分清除气道内分泌物。

（7）确认转运时间，通知电梯等候。

（8）合理放置便携式监护仪，选择相应的模式，连接心电监测、血氧饱和度探头、动脉换能器，监护仪调零点。

（9）将微量泵与不间断电源和电源转换器正确连接。

（10）带气管插管患者连接便携呼吸机，确认呼吸机工作正常，携带氧气量足够；携带外出急救盒。

3. 转运中的护理

（1）严密观察患者面色、口唇、呼吸及生命体征的变化，保持各管道安全固定、通畅无打折，药物正常输注、仪器运转正常。

（2）有意识地和患者交谈，判断其意识变化情况，一旦出现紧急事件应进行紧急处理，保证患者安全。

（3）到达目的地后，合理摆放仪器设备，搬动患者时保证患者安全，连接电源、氧源。转院患者，与接收科室认真交接患者病情、管路、皮肤、用药、实验室检查等情况，交接双方签字，转运物品带回。

4. 转运后的护理

（1）连接床旁呼吸机及监护仪，观察患者生命体征变化，必要时查相关化验检查。

（2）整理用物，检查仪器设备，清洁后充电备用，补齐抢救药品，更换氧气瓶。

（3）抢救药盒如果打开使用，请补齐药品及物品后，放回固定位置。

【注意事项】

1. 转运时护士应在患者头侧，以便观察病情变化，一旦发生呼吸、心跳骤停，应就地抢救。

2. 转运上下坡时患者头部应位于高位，推床时防止过快、过猛，避免剧烈震动。

3. 为患者保暖。

【评分标准】

患者转运护理考核评分标准

科室_____ 姓名_____ 职称_____ 得分_____

项目	总分	技术操作要求	评分等级				实际得分	备注
			A	B	C	D		
评估	10	1. 患者评估：评估患者病情、生命体征、意识状态、合作程度以及用药、置管等情况，确定转运所需要的物品、设备及护送人员	5	4	3	2		
		2. 设备评估：评估所需仪器设备（氧气、简易呼吸器、微量泵、起搏器、便携式呼吸机、便携式心电监护仪等）性能是否完好，电量是否充足	5	4	3	2		

项目		总分	技术操作要求	评分等级				实际得分	备注
				A	B	C	D		
用物准备		5	转运床、微量泵、氧气面罩和连接管、便携式呼吸机、便携式监护仪、外出急救盒（急救药品、简易呼吸器、口咽通气道等）、一次性尿袋、口罩、帽子	5	4	3	2		
操作过程	转运前	50	1. 转运前告知患者及家属转运的目的、方法，取得理解与配合，必要时签署知情同意书	5	4	3	2		
			2. 确定相关科室或接收医院是否做好迎接准备，院外转运应了解急救车内设备条件	5	4	3	2		
			3. 合理简化深静脉管路及药液、保留给药通路，将尿瓶更换为尿袋，固定好各类管道及引流装置并合理放置	5	4	3	2		
			4. 微量泵泵入的血管活性药物更换为静脉滴注药液配置及输注方法正确	5	4	3	2		
			5. 根据患者的焦虑和疼痛程度，遵医嘱适当给予镇静镇痛药物	5	4	3	2		
			6. 使用人工气道的患者需充分清除气道内分泌物，鼻饲患者需行胃肠减压	5	4	3	2		
			7. 确认转运时间，通知电梯等候	5	4	3	2		

续表

项目		总分	技术操作要求	评分等级				实际得分	备注
				A	B	C	D		
操作过程	转运前	50	8. 合理放置便携式监护仪，选择相应的模式，连接心电监测、血氧饱和度、动脉换能器，监护仪调零点	5	4	3	2		
			9. 将微量泵与不间断电源和电源转换器正确连接	5	4	3	2		
			10. 带气管插管患者连接便携呼吸机，确认呼吸机工作正常，携带足够氧气，携带外出急救盒	5	4	3	2		
操作过程	转运中	15	1. 严密观察患者面色、口唇、呼吸及生命体征的变化，保持各管道安全固定、通畅无打折，药物正常输注、仪器运转正常	5	4	3	2		
			2. 有意识地和患者交谈，判断意识变化情况，一旦出现紧急事件应进行紧急处理，保证患者安全	5	4	3	2		
			3. 到达检查科室后，合理摆放仪器设备，搬动患者时保证患者安全，连接电源、氧源。转院患者，与接收科室认真交接患者病情、管路、皮肤、用药、实验室检查等情况，交接双方签字，转运物品带回	5	4	3	2		
	转运后	10	1. 连接床旁呼吸机及监护仪，观察患者生命体征变化，必要时查相关化验检查	5	4	3	2		
			2. 整理用物，检查仪器设备清洁后充电备用，更换新氧气瓶，抢救盒物品补齐归位	5	4	3	2		
评价		10	条理清楚，重点突出 观察细致，沟通到位	5 5	4 4	3 3	2 2		
总分		100							

主考教师_____   考核日期_____

第四节 引流管的护理

一、胸腔引流管的护理

【目的】

心外科术后需放置心包、纵隔引流管，排出心包、纵隔腔内的渗血、渗液，预防纵隔移位，防止造成心脏压塞引起心搏骤停等并发症，促进术后恢复。

【评估】

1. 评估患者的病情。

2. 评估患者引流管留置的位置及时间。

3. 评估患者生命体征。

【护理要点与注意事项】

1. 接术后患者时，应认真观察引流情况。如引流装置负压腔内有气体逸出，需检查引流瓶及负压腔是否漏气，引流管是否有侧孔外露，以及引流管是否与切口粗细不匹配。

2. 保持引流管通畅，避免引流管打折、扭曲；定时挤压负压腔，保证有足够的负压以利于引流，防止胸腔积液或心脏压塞。

3. 术后早期，患者引流液较多，应考虑是否有鱼精蛋白中和不全或肝素反跳的情况。可根据 ACT 激活全血凝固时间的结果给予鱼精蛋白中和肝素，若鱼精蛋白已补足，应用大量止血药后引流量仍多，应及时报告医生进行处理。

4. 注意变换患者的体位，给予体位引流，保证引流充分。当术后早期引流液突然减少时，应通知医生判断是否有引流不畅的情况，同时结合患者生命体征观察是否出现了胸腔积液或心脏压塞。

5. 引流瓶的位置应低于患者，置于床旁下侧挂钩上。不要放在地面上，以免污染引流瓶。

6. 随时观察引流液的颜色、性质、量和温度。当引流液颜色鲜红，性质较浓稠，温度较高，引流量每小时大于 4ml/kg 时，需要及时报告医生以查明原因。

7. 常规每日晨更换引流瓶，更换时应以血管钳夹闭引流管，注意保证引流管与引流瓶连接牢固，防止空气进入，严格执行无菌操作。引流液多时可随时更换引流瓶。

8. 保持引流管固定牢固，特别是患者变换体位或搬动患者时，注意不要牵拉引流管，防止引流管脱出。

9. 保持引流管切口处的干燥，常规每日晨更换一次敷料，若有渗血要及时更换。

10. 每小时总结引流量，记录在护理记录单上。

11. 引流瓶破损或变形时应及时更换。

12. 拔除引流管后，拍床旁 X 光片并追查结果。及时观察患者的呼吸变化，听诊呼吸音，观察患者的生命体征，及时判断有无气胸发生。

【评分标准】

胸腔引流管的护理考核评分标准

科室_____ 姓名_____ 职称_____ 得分_____

项目	总分	技术操作要求	评分等级				实际得分	备注
			A	B	C	D		
仪表	5	仪表端庄、服装整洁、戴口罩、洗手	5	4	3	2		
评估	5	1. 评估病情及全身疾病状况，资料齐全 2. 评估患者生命体征	5	4	3	2		
护理要点与注意事项	90	1. 当引流液出现什么情况时，应及时报告医生，查明原因	20	15	10	5		
		2. 为了保持引流管的通畅，有哪些措施	20	15	10	5		
		3. 引流瓶的正确位置？	10	5	0	0		

续表

项目	总分	技术操作要求	评分等级				实际得分	备注
			A	B	C	D		
护理要点与注意事项		4. 更换引流瓶的时间，更换时如何防止空气进入	10	6	2	0		
		5. 拔除引流管后的护理	15	10	5	0		
		6. 引流装置负压腔有气体逸出时，应检查的内容	10	6	2	0		
		7. 患者变换体位或搬动患者时应注意什么	5	3	0	0		
总分	100							

主考教师_____   考核日期_____

二、胸腔、心包穿刺引流术的护理配合

胸膜腔穿刺术（thoracentesis），简称胸穿，是指对有胸腔积液（或气胸）的患者，为了诊断和治疗疾病的需要而通过胸腔穿刺抽取积液或气体的一种技术。心包穿刺术（pericardocentesis）是指通过心包腔穿刺抽取心包腔内液体，以判断积液性质和查找病原、解除压迫症状、药物治疗等。

【目的】

1. 胸腔穿刺

（1）诊断性穿刺，以确定胸腔积液的性质。

（2）穿刺抽液或抽气，以减轻对肺组织的压迫，缓解患者的呼吸困难等症状。

（3）抽吸胸膜腔的脓液，进行胸腔冲洗，治疗脓胸。

（4）胸膜腔给药，可向胸腔注入抗生素或者抗肿瘤药物。

2. 心包穿刺

（1）常用于判定积液的性质与病原。

（2）有心脏压塞时，穿刺抽液以减轻症状。

（3）化脓性心包炎时，穿刺排脓、注射药物。

【评估】

1. 应了解患者的基本情况，向患者或家属解释穿刺的目的和必要性，征得患者及其家属的同意，取得充分理解与合作。

2. 评估患者生命体征。

3. 评估穿刺部位及操作周围环境。

【用物】

治疗车、治疗盘、治疗巾、碘伏、胶布、胸穿包、引流导管（常用单腔中心静脉导管）、50ml 注射器、5ml 注射器、棉签、三通、2% 利多卡因、引流袋、无菌贴膜、无菌手套、无菌纱布、污物桶、操作桌、送检化验试管、培养皿、抢救物品等。

【操作步骤】

1. 洗手，戴口罩。

2. 穿刺前的护理

（1）向患者介绍穿刺的目的以及操作方法与穿刺的部位等。

（2）指导患者配合。

（3）咳嗽剧烈的患者术前给予镇咳药物治疗。

（4）穿刺前拍胸部 X 线片或超声定位，做好标记。

（5）净化手术场所，限制人员出入。

（6）建立静脉通路，以备抢救。

3. 穿刺中的护理

（1）向患者做好解释工作并嘱患者术中有任何不适尽快告知医护人员。

（2）体位：胸腔穿刺时反坐于椅子上或半坐卧位；心包穿刺时坐位或 30~40 度卧位。

（3）暴露穿刺部位，消毒，铺孔巾，注意保暖。

（4）准备好 5ml 的注射器置于操作台，注意无菌操作，将利多卡因备好用于局部麻醉。

（5）穿刺时叮嘱患者避免咳嗽和移动身体。

（6）抽液过程中严密观察患者的情况，注意心率、血压变化。

（7）心包穿刺时观察引流液，如果为血性液体应停止操作。

（8）穿刺成功后，根据需要协助医生将引流袋与引流管连接，引流液体首次不宜超过 1000ml。

4. 穿刺后护理

（1）穿刺点用无菌敷料覆盖，标记穿刺时间。

（2）嘱患者静卧休息，严密观察生命体征、症状缓解情况及可能发生的并发症。

（3）测量引流液体的量，标本及时送检。

（4）穿刺完毕常规拍胸部 X 光线片以排除气胸并确定导管位置。

（5）穿刺过程中准确做好护理记录。

操作流程：核对→评估→备物→告知、解释→再核对→穿刺前准备→穿刺中配合→整理用物→穿刺后核对、观察、护理→指导→记录→交接班。

【注意事项】

1. 穿刺过程中密切观察患者面色、呼吸、血压、心率、心律等指标的变化，注意有无头晕、心悸、出冷汗等，有无心包胸膜反应、心律失常、心脏损伤、心源性休克等异常情况的发生。

2. 抽吸或引流速度不宜过快，每次引流量不宜过大，一般不超过 1000ml。

3. 连接或更换引流袋时应夹闭引流管，以防空气进入。

【评分标准】

胸腔、心胞穿刺引流术的护理考核评分标准

科室_____ 姓名_____ 职称_____ 得分_____

项目	总分	技术操作要求	评分等级				实际得分	备注
			A	B	C	D		
仪表	2	仪表端庄、服装整洁	2	0	0	0		
评估	8	1. 接到医嘱，核对医嘱及患者	2	0	0	0		
		2. 评估患者：病情、患者合作程度、穿刺部位	3	2	1	0		
		3. 告知患者：操作目的及方法、注意事项、指导配合	3	2	1	0		

项目	总分	技术操作要求	评分等级				实际得分	备注
			A	B	C	D		
操作前准备	20	1. 洗手、戴口罩	3	2	0	0		
		2. 备齐用物及急救药品，检查用物完整性，无菌物品安全性，核对医嘱，完成双人核对	10	6	3	0		
		3. 携用物至患者床旁，核对患者	3	2	1	0		
		4. 协助患者取正确、舒适体位，暴露穿刺部位	4	2	0	0		
操作过程	40	1. 核对患者后协助医生穿刺	5	3	1	0		
		2. 无菌操作	5	0	0	0		
		3. 穿刺时叮嘱患者避免咳嗽和移动身体	3	1	0	0		
		4. 穿刺成功后正确连接引流袋与引流管	3	0	0	0		
		5. 抽液过程中严密观察患者生命体征	5	3	1	0		
		6. 穿刺点用无菌敷料覆盖，标记穿刺时间	6	3	1	0		
		7. 正确留取标本，及时送检	5	3	0	0		
		8. 首次引流液量不超过1000ml	4	0	0	0		
		9. 准确测量引流液体的量	4	0	0	0		
操作后	20	1. 妥善固定	4	0	0	0		
		2. 再次核对患者，清洁患者皮肤，整理床单位	5	4	2	0		
		3. 询问患者有无不适主诉，向患者介绍注意事项	4	1	0	0		
		4. 协助患者取舒适体位	3	0	0	0		
		5. 整理并正确处理用物，洗手、签字、记录	4	2	1	0		

续表

项目	总分	技术操作要求	评分等级				实际得分	备注
			A	B	C	D		
评价	10	1. 操作规范、熟练，严格执行无菌操作技术	2	1	0	0		
		2. 病情观察及时、护理到位	2	1	0	0		
		3. 记录及时、准确、规范，签名清楚	2	1	0	0		
		4. 与患者的沟通恰当，关爱患者	2	1	0	0		
		5. 提问注意事项内容	2	1	0	0		
总分	100							

主考教师＿＿＿＿＿＿ 考核日期＿＿＿＿＿＿

第五节 气管内吸痰

【目的】

清除呼吸道内分泌物，保持呼吸道通畅。

【评估】

操作前、中、后协助医生完成以下评估。

1. 呼吸音。

2. 氧合状态

（1）皮肤颜色。

（2）血氧饱和度。

3. 呼吸频率和节律。

4. 血流动力学

（1）脉率。

（2）血压。

（3）心电图。

5. 痰液特征

（1）颜色。

（2）量。

（3）黏稠度。

（4）气味。

6. 咳嗽特征。

7. 颅内压（如有病情需要且可以获得）。

8. 呼吸参数

（1）气道峰压、平台压。

（2）潮气量。

（3）压力、流速、容量曲线。

（4）氧浓度。

【用物】

1. 检查负压装置，调节负压，儿童 80～100mmHg，成人150mmHg。

2. 检查痰液收集器及管路有无打折或脱开。

3. 准备吸氧设备：氧气、简易呼吸器。

4. 选择型号适合的无菌吸痰包（吸痰管内径：成人小于插管内径 50%；儿童小于插管内径 70%），检查吸痰包消毒日期、有无破损。

5. 其他：无菌生理盐水。

【操作步骤】

1. 洗手、戴口罩。

2. 吸痰前

（1）予患者纯氧吸入 2 分钟。

（2）操作者打开吸痰包，取出小药杯并注入无菌生理盐水。右手戴无菌手套，取出吸痰管与左手所持负压管接头连接，以生理盐水测试全套负压装置工作状态是否正常。

3. 吸痰中（开放式、封闭式）

（1）配合者将气管插管与呼吸机断开。

（2）操作者暂以左手夹闭负压吸痰管，右手将吸痰管快速送入气管插管遇阻力或呛咳时，将吸痰管上提 1cm 后左手开放负压，右手持吸痰管边旋转边上提，吸痰时间小于 15 秒。

4. 吸痰后

（1）连接呼吸机，给予 100% 氧浓度吸入，时间 2 分钟。

（2）整理用物及床单位，协助患者摆舒适体位，清醒患者及时给予安抚和鼓励。

（3）洗手，做好记录。

【注意事项】

1. 严格无菌操作。

2. 操作过程中严格控制吸痰管深度和负压水平，避免黏膜损伤、水肿。

3. 痰液黏稠时可向气道内注入 0.9% NS 稀释痰液。

4. 避免进食或鼻饲后吸痰，如患者置有胃管可先行胃肠减压。

【评分标准】

气管插管内吸痰护理技术操作评分标准

科室_____ 姓名_____ 职称_____ 得分_____

项目		总分	技术操作要求	评分等级				实际得分	备注
				A	B	C	D		
评估	操作前	15	1. 评估患者呼吸、血压、心率、血氧饱和度的变化情况；听诊呼吸音	5	4	3	2		
			2. 呼吸机参数设定值（每分通气量、潮气量、气道压力）的变化状况	5	4	3	2		
			3. 意识状态及合作程度	5	4	3	2		
评估	操作中	20	痰色、痰量及患者呛咳反射	5	4	3	2		
			患者循环、血氧饱和度变化	5	4	3	2		
	操作后		评估患者呼吸、血压、心率、血氧饱和度的变化情况；听诊呼吸音	5	4	3	2		
			呼吸机参数设定值（每分通气量、潮气量、气道压力）的变化状况	5	4	3	2		

续表

项目		总分	技术操作要求	评分等级				实际得分	备注
				A	B	C	D		
操作前准备		10	1. 用物准备：吸痰包、简易呼吸器、氯化钠注射液	5	4	3	2		
			2. 设备准备：负压装置功能良好	3	2	0	0		
			3. 洗手、戴口罩	2	0	0	0		
操作过程	操作前	25	1. 吸痰前将呼吸机的氧浓度调至100%，给纯氧2分钟	5	4	3	2		
			2. 按无菌原则打开吸痰包，取出药杯	5	4	3	2		
			3. 按无菌原则戴手套，取出吸痰管，将吸引器与吸痰管连接	5	4	3	2		
			4. 试吸吸痰管是否通畅	5	4	3	2		
			5. 呼吸机与气管插管连接处断开后放置合理						
	操作中	20	1. 吸痰管关闭负压，并迅速、准确地送入气道	5	4	3	2		
			2. 感到阻力，开放负压，左右旋转吸痰管，向上提出，吸净痰液	5	4	3	2		
			3. 观察患者痰液情况（量、颜色、性质）	5	4	3	2		
			4. 每次吸引时间不超过15秒	5	4	3	2		
	操作后	10	1. 连接呼吸机，氧浓度调至100%，持续吸入2~3分钟	3	2	1	0		
			2. 吸痰结束：冲洗吸痰管；如须再次吸痰，应重新更换吸痰管	3	2	1	0		
			3. 整理用物、按垃圾分类处理用物	2	1	0	0		
			4. 准确描述、记录痰色、痰量	2	1	0	0		
总分		100							

主考教师_____   考核日期_____

第六节　中心静脉管路护理

【目的】

1. 消毒穿刺处，使穿刺处保持无菌，避免污染和细菌繁殖。

2. 保证各管腔通畅。

3. 评估留置中心静脉导管的必要性，无需使用即刻拔除，减少感染发生率。

【用物】

敷料、胶布、无菌手套、碘伏、一次性换药包、必要时备酒精、棉签、尺子、医用垃圾桶。

【操作步骤】

1. 每日评估

（1）必要性：留置时间是否到期，是否可以拔管。

（2）敷料是否需要更换：敷料是否卷边，有无渗血、渗液。

（3）判断导管的位置是否发生变化。

（4）感染：触诊穿刺局部有无红肿热痛，全身有无感染体征。

（5）管腔通畅：各管腔是否通畅，堵塞或无回血端是否有标记。

2. 操作前

（1）洗手，戴口罩。

（2）用物准备齐全。

（3）核对患者。告知患者，取得配合。

（4）摆好体位，充分暴露穿刺部位。

（5）评估皮肤是否清洁，可使用酒精棉签充分擦拭。

3. 操作中

（1）0度平行牵拉或反折180度揭除原有敷料，动作尽量慢，同时注意固定好导管，避免导管牵拉。

（2）速干型手消毒剂消毒双手不少于 1 分钟。

（3）无菌操作方法打开换药包，倒入适量碘伏。

（4）戴无菌手套。

（5）用镊子拧干碘伏棉球，以穿刺点为中心顺时针消毒皮肤和导管，面积大于敷料面积。

（6）两把镊子按照无菌原则使用。

（7）待干后，第二次逆时针消毒。

（8）待干时间充分（18.5 秒），用干燥棉球检测待干效果。

（9）摆放导管位置，使导管刻度易于读取。

（10）敷料中央对准穿刺点，有缺口的要对准导管延长管，以无延展的方式从中心开始粘贴敷料。

（11）捏抚导管进行塑形。

（12）充分按压敷料各个部位，使敷料与皮肤完全贴合。

（13）要求：敷料下皮肤无皱褶，敷料无牵拉现象，导管与敷料贴合完全。

（14）敷料开口处胶布固定牢固。

（15）敷料标签上记录换药时间（导管末端标签记录穿刺日期和内置深度）。

4. 操作后

（1）向患者宣教带管注意事项。

（2）再次核对，整理患者衣物及床单位。

（3）收拾用物，洗手。

（4）材料记账，记护理记录。

【注意事项】

1. 透明敷料换药指征：敷料卷边、破损，怀疑污染时立即更换；患者出汗多、敷料潮湿松弛或穿刺局部渗血、渗液时立即更换；至少每 7 天更换一次。

2. 不透明敷料需每日更换；穿刺当日患者多汗、穿刺局部渗血、渗液时，宜使用不透明敷料。

【评分标准】

中心静脉管路管理操作评分标准

科室_____ 姓名_____ 职称_____ 得分_____

项目	分值	技术操作要求	评 分 等 级				实际得分	备注
			A	B	C	D		
每日评估	10	1. 必要性：留置时间是否到期，是否可以拔管	2	0	0	0		
		2. 敷料是否需要更换：敷料是否卷边，有无渗血、渗液	2	0	0	0		
		3. 导管位置是否发生变化	2	0	0	0		
		4. 感染：触诊穿刺局部有无红肿热痛，全身有无感染体征	2	0	0	0		
		5. 管腔通畅：各管腔是否通畅，堵塞或无回血端是否有标记	2	0	0	0		
操作前	10	1. 流水洗手，戴口罩	2	0	0	0		
		2. 用物准备齐全：敷料、胶布、无菌手套、碘伏、一次性换药包、必要时备酒精、棉签、尺子、医用垃圾桶	4	2	0	0		
		3. 核对患者。告知患者，取得配合	2	0	0	0		
		4. 摆好体位，充分暴露穿刺部位	2	0	0	0		
		5. 评估皮肤是否清洁，可使用酒精棉签充分擦拭	2	0	0	0		
操作中	60	1. 0 度平行牵拉或反折 180 度揭除原有敷料，动作尽量慢，同时注意固定好导管，避免导管牵拉	5	0	0	0		
		2. 速干型手消毒剂消毒双手不少于 1 分钟	2	0	0	0		

续表

项目	分值	技术操作要求	评分等级				实际得分	备注
			A	B	C	D		
操作中		3. 无菌操作方法打开换药包，倒入适量碘伏	2	0	0	0		
		4. 戴无菌手套	2	0	0	0		
		5. 用镊子拧干碘伏棉球，以穿刺点为中心顺时针消毒皮肤和导管，面积大于敷料面积	4	0	0	0		
		6. 两把镊子按照无菌原则使用	4	0	0	0		
		7. 待干后，第二次逆时针消毒	2	0	0	0		
		8. 待干时间充分（18.5秒），用干燥棉球检测待干效果	5	0	0	0		
		9. 摆放导管位置，使导管刻度易于读取	2	0	0	0		
		10. 敷料中央对准穿刺点，有缺口的要对准导管延长管，以无延展的方式从中心开始粘贴敷料	5	0	0	0		
		11. 捏抚导管进行塑形	5	0	0	0		
		12. 充分按压敷料各个部位，使敷料与皮肤完全贴合	5	0	0	0		
		13. 要求：敷料下皮肤无皱褶，敷料无牵拉现象，导管与敷料贴合完全	10	0	0	0		
		14. 在导管下对敷料缺口进行加强固定	2	0	0	0		
		15. 敷料标签上记录换药时间（导管末端标签记录穿刺日期和内置深度）	3	0	0	0		

续表

项目	分值	技术操作要求	评分等级 A	评分等级 B	评分等级 C	评分等级 D	实际得分	备注
操作后	10	1. 向患者宣教带管注意事项	6	0	0	0		
		2. 再次核对，整理患者衣物及床单位	1	0	0	0		
		3. 收拾用物，洗手	1	0	0	0		
		4. 材料记账，记护理记录	2	0	0	0		
提问	10	1. 透明敷料换药时机：敷料卷边、破损，怀疑污染时立即更换；患者出汗多、敷料潮湿松弛或穿刺局部渗血、渗液时立即更换；至少每7天更换一次	6	0	0	0		
		2. 不透明敷料使用时机：穿刺当日；患者多汗、穿刺局部渗血、渗液时。不透明敷料需每日更换	4	0	0	0		
总分	100							

主考教师_____   考核日期_____

第七节　腹膜透析术

腹膜透析（peritoneal dialysis，PD）是利用人体腹膜作为半透膜，以腹腔作为交换空间，通过弥散和对流作用，清除体内过多的水分、代谢产物和毒素，达到血液净化、替代肾脏功能的治疗技术。

【目的】

排除体内多余的水分和某些有毒物质，达到脱水、清除体内毒素、纠正酸中毒和电解质紊乱的治疗目的。小儿先天性心脏手术由于长时间的体外循环，术后易并发急性心功能不全、肾功能不全，腹膜透析作为目前首选的治疗方法，可有效的降低病死率，减少并发症。

【评估】

1. 是否存在适应证，如急性肾衰竭，在诊断明确后即可采用；对于复杂先心病患儿合并低心排，早期可作为预防性透析。

2. 有无腹胀。

3. 有无腹部感染。

4. 有无出血倾向。

5. 患者年龄。

【用物】

腹膜透析液、一次性尿瓶、小儿滴器、20ml注射器1个、丝线、带针缝合线、滑线（每个型号各一包）、无菌手套、刀片(23#、11#)、无菌纱布（5包）、碘伏、三通（一个）、一次性口罩、帽子、手术衣、治疗巾、静切包、冷光源。

【操作步骤】

1. 根据患者（儿）年龄（月龄）选择腹透管型号，准备用物。

2. 调试无影灯光源及亮度在手术视野区域。

3. 协助医生铺无菌台、消毒手术区域皮肤。

4. 遵医嘱选择腹透液浓度。每3000ml中加入3mg肝素并标注在透析液外包装上。

5. 腹透管路连接方法：腹透液→小儿滴器→三通→尿袋。

6. 将连接好的管路推至床旁，腹透液挂于输液杆上、尿袋挂于床档。

7. 遵医嘱将适量腹透液灌入小儿滴器中备用。

8. 腹透管置管成功后，将上述管路与腹透管连接。将滴器中腹透液注入腹部，遵医嘱放出，观察腹透管通畅程度。

9. 术毕后，与医生共同清点纱布、针线、器械。

10. 收拾用物。

【注意事项】

1. 严格无菌操作，保持透析管处敷料干燥，无渗液、渗血，若有潮湿、污染及时更换，用碘伏消毒伤口处周围皮肤。

2. 在手术过程中，严密监测患者的生命体征变化，并做好记录。

3. 根据腹透的目的，选择周期的长短。如果是用于减轻水负荷应选择短周期，每个周期为 1~1.5 小时，包括入液时间 10~15 分钟，保留时间 15~30 分钟，排液时间 30~60 分钟；如果目的是带出毒素及代谢产物，将在上述周期的基础上适当延长保留时间。

4. 腹透过程中护理观察包括管路的通畅程度、生命体征及尿量、化验数值、透出液的颜色、性质及导管出口处皮肤的情况等，通过观察这些指标预防并发症发生。

5. 当发生引流障碍时，可选择改变患者（儿）体位轻柔按摩腹部，促使管腔漂移，如不能改善应及时通知外科医生更换导管。

6. 保持尿袋低于腹腔，防止逆流。

7. 留置腹透期间应夹闭管道。

【评分标准】

<h4 style="text-align:center">腹膜透析术评分标准</h4>

科室_____ 姓名_____ 职称_____ 得分_____

项目	总分	技术操作要求	评分等级				实际得分	备注
			A	B	C	D		
仪表	5	仪表端庄、服装整洁、戴口罩、洗手。	5	4	3	2		
评估	10	1. 评估病情及生命体征	2	0	0	0		
		2. 适应证明确	2	0	0	0		
		3. 有无腹胀	2	0	0	0		
		4. 无腹部感染，有无出血倾向	2	0	0	0		
		5. 患者年龄	2	0	0	0		

续表

项目	总分	技术操作要求	评分等级				实际得分	备注
			A	B	C	D		
操作前准备	15	1. 了解患者病情及合作程度	3	0	0	0		
		2. 根据患者年龄选择腹透管型号	3	0	0	0		
		3. 准备用物：4.25%腹膜透析液、一次性尿瓶、小儿滴器按需求连接	5	4	3	2		
		4. 各项交接、记录齐全规范	4	3	2	1		
操作过程	35	1. 查对医嘱，核对患者，解释治疗目的	5	4	3	2		
		2. 调试无影灯光源及亮度在手术视野区域	5	4	3	2		
		3. 遵医嘱选择腹透液浓度：先心病患儿应用浓度为4.25%。每3000ml液中加入3mg肝素，并标注	5	4	3	2		
		4. 建立静脉通路，遵医嘱顺序静脉注射抗胆碱药物，麻醉药物，肌肉松弛药，同时观察患者反应及肌颤（去极化），维持静脉通路通畅	5	4	3	2		
		5. 再次核对各治疗值，协助医师放置牙垫，保护好患者头、颈，牙齿闭紧，通电治疗，面罩持续正压给氧至自主呼吸恢复	5	4	3	2		
		6. 取出牙垫，拔出静脉针头，将患者送至醒复室，专人监护	5	4	3	2		
		7. 治疗中注意观察生命体征的变化	5	4	3	2		

续表

项目	总分	技术操作要求	评分等级				实际得分	备注
			A	B	C	D		
操作后	20	1. 专人监护，维持呼吸道通畅	3	2	1	0		
		2. 观察意识情况，防坠床、跌伤，加床栏，必要时约束	3	2	1	0		
		3. 监测生命体征	3	2	1	0		
		4. 加强病情观察，发现异常及时报告医师，具有并发症的应急处理措施	3	2	1	0		
		5. 整理用物，洗手，记录	3	2	1	0		
		6. 与病房护士交接清楚规范	3	2	1	0		
		7. 术后 1.5～2 小时方可进食进水	2	1	0	0		
评价	15	1. 态度和蔼，与患者的沟通恰当，关爱患者	2	1	0	0		
		2. 操作规范、熟练，病情观察及时、护理到位	2	1	0	0		
		3. 严格执行无菌操作技术和查对制度	2	1	0	0		
		4. 能配合医师进行急救处理	2	1	0	0		
		5. 记录及时准确规范，签名清楚	2	1	0	0		
		6. 提问目的、注意事项	5	4	3	2		
总分	100							

主考教师_____　　　　考核日期_____

第二章

危重症护理技术

第一节　血流动力学监测

血流动力学（hemodynamics）是指血液在心血管系统中流动的力学，主要研究血流量、血流阻力、血压以及它们之间的相互关系。

血流动力学监测用于心肌梗死、心力衰竭、急性肺水肿、急性肺动脉栓塞、各种原因导致的休克、心跳呼吸骤停、严重多发伤、多器官功能衰竭、大手术围手术期等危重症需严密监测循环系统功能变化者，以便指导药物治疗。

对危重患者进行血流动力学监测，有助于了解受损器官衰竭的原因和程度，总结治疗效果，亦有助于发现需要紧急处理的病情变化。

一、有创动脉血压监测

有创动脉血压监测：经周围动脉插管（桡动脉、肱动脉、股动脉），导管末端通过压力换能器接监测仪，在监测仪上显示的血压值就是直接动脉内血压，又叫有创血压值。

【目的】

及时、准确地反映患者动脉血压的动态变化，协助病情分析；为心脏病患者手术后以及其他重症患者，指导血管活性药物的使用与调整。

【评估】

1. 评估监测仪器：工作状态是否良好。

2. 评估患者病情、合作程度等。

【用物】

动脉穿刺用套管针、压力套组、换能器连线、压力插件、加压输液袋、无菌手套、利多卡因、0.9%氯化钠注射液、肝素、5ml注射器、胶布、无菌贴膜、安尔碘、棉签、无菌治疗巾。

【操作步骤】

1. 洗手、戴口罩。

2. 置管前准备

（1）取0.2~1ml肝素（肝素盐水配制浓度成人0~10U/ml，小儿0~2.5U/ml），加入500ml氯化钠注射液中，标明配液名称、时间。

（2）将肝素盐水放入加压输液袋内，向袋内充气至压力为300mmHg，挂在输液架上。

（3）取出一次性压力套组连接到配好的肝素盐水中，进行排气，使整个压力套组全部充满肝素盐水。

（4）将压力套组、压力换能器连线、压力插件与心电监测仪紧密连接。选择压力监测标名"ABP"。

3. 置管步骤（了解内容，由医生操作）

（1）选搏动最强部位（桡动脉、肱动脉、股动脉）。

（2）铺治疗巾，常规消毒皮肤。

（3）利多卡因进行局部麻醉。

（4）穿刺套管针与皮肤呈30°~40°角进行穿刺，见回血后针尾压低将套管向血管内推，同时拔出针芯，连接压力套组并妥善固定，注意连接时不要有空气进入。

4. 置管后监测

（1）连接动脉穿刺针与压力传感器，无菌敷料妥善固定，注明穿刺时间和更换敷料时间。

（2）试冲管路，观察是否通畅、有无气泡。

（3）调整换能器高度与心脏于同一水平（腋中线、第4肋间）。

（4）调整三通方向，使动脉端关闭，换能器端与大气相通，按监测仪上压力归零键。

（5）当屏幕上显示压力线值为"0"并不闪动时，表示0点调整完毕。

（6）调整三通方向，使换能器端与动脉相通，开始测量压力。

（7）根据监测仪显示动脉血压的数值和波形，选择最佳标尺（刻度）。

（8）根据测量结果设置动脉压报警上下限。

（9）洗手，记录。

5. 动脉冲洗系统

（1）当加压输液袋压力大于300mmHg时，可保持以每小时2~4ml的速度持续冲洗测压管路。

（2）为保持管道通畅，防止动脉内血栓形成，以维持动脉测压的效果，应密切观察并保持加压输液袋压力符合要求（300mmHg以上）且测压导管内无回血；管道内有回血时及时进行手动快速冲洗。

（3）肝素盐水24小时更换1次。

【注意事项】

1. 妥善固定套管针及管路，防止管道扭曲及打折。

2. 当数值或波形发生异常变化时，除观察病情变化外，还应注意压力传感器是否与心脏保持同一水平，必要时应重新调试0点，检查导管内有无回血、阻塞。

3. 当患者体位变动时，应重新调试0点，以保证所测结果准确。

4. 在进行抽血和冲管时，要严防空气进入导管内。一旦发现气泡，要立即用注射器将其抽出，以防空气进入动脉引起空气栓塞。

5. 禁止从动脉测压导管输液。

6. 应密切观察穿刺肢体远端血运情况（如皮温，肢体皮肤颜色，肢体是否有肿胀、疼痛等）并记录。

7. 穿刺部位每日消毒一次、更换敷料并观察局部情况。置管7~10日后应拔除测压管，更换部位重新穿刺。

8. 当监测仪出现动脉压异常报警时，应及时查明原因并汇报医生进行处理。

9. 指导患者穿刺部位肢体不要弯曲，以免穿刺针打折而影响测量准确性；不要牵拉穿刺导管，以防脱出。

【评分标准】

有创动脉血压监测护理技术操作评分标准

科室_____ 姓名_____ 职称_____ 得分_____

项目	总分	技术操作要求	评分等级				实际得分	备注
			A	B	C	D		
仪表	5	仪表端庄、服装整洁、戴口罩、洗手	5	4	3	2		
评估	10	1. 评估监测仪器：工作状态是否良好	5	3	1	0		
		2. 评估患者病情、合作程度等	5	3	1	0		
置管前准备	25	1. 配置肝素盐水，标明配液名称、时间	5	3	1	0		
		2. 将肝素盐水放入加压输液袋内，向袋内充气至压力为300mmHg，挂在输液架上	5	3	1	0		
		3. 压力套组进行排气	5	3	1	0		
		4. 将压力套组、压力换能器连线、压力插件与心电监测仪紧密连接	6	4	2	0		
		5. 选择压力监测标名"ABP"	4	3	2	0		

续表

项目	总分	技术操作要求	评分等级				实际得分	备注
			A	B	C	D		
置管步骤	10	1. 协助医生动脉置管操作	3	2	1	0		
		2. 协助医生连接压力套组	7	4	1	0		
置管后护理	25	1. 动脉穿刺针妥善固定，注明穿刺时间和更换敷料时间	5	3	1	0		
		2. 试冲管路，观察是否通畅、有无气泡	5	3	1	0		
		3. 压力归零	5	3	1	0		
		4. 根据监测仪显示动脉血压的数值和波形，选择最佳标尺（刻度）	5	3	1	0		
		5. 根据测量结果设置动脉压报警上下限	5	4	3	2		
评价	25	1. 操作规范、熟练	5	3	1	0		
		2. 操作过程中观察患者到位，与患者适当沟通	4	3	2	1		
		3. 患者体位改变时注意重新调零	5	3	1	0		
		4. 及时处理报警	5	3	1	0		
		5. 提问注意事项	6	4	2	0		
总分	100							

主考教师_____　　考核日期_____

二、中心静脉压监测

中心静脉压（CVP）指血液经过右心房及上下腔静脉胸段时产生的压力。监测中心静脉压主要反映测压当时患者的血管内容量、右心功能和静脉壁张力。正常值：5~12cmH$_2$O（4~9mmHg）。

【目的】

评价右心功能；评价全身循环血容量；指导输液量和输液速度。

【评估】

1. 评估监测仪器：工作状态是否良好。

2. 评估患者病情、合作程度等。

3. 评估深静脉穿刺部位（颈内静脉、锁骨下静脉）及管路是否通畅。

【用物】

压力套组、换能器连线、压力插件、加压输液袋、0.9%氯化钠注射液、肝素、1ml 或 5ml 注射器、胶布、安尔碘、棉签。

【操作步骤】

1. 做好解释工作，告知患者监测目的及操作方法。

2. 取 0.2~1ml 肝素（肝素盐水配制浓度成人 0~10U/ml，小儿 0~2.5U/ml），加入 500ml 氯化钠注射液中，标明配液名称、时间。

3. 将肝素盐水放入加压输液袋内，向袋内充气至压力为 300mmHg，挂在输液架上。

4. 取出一次性压力套组连接到配好的肝素盐水中，进行排气，使整个压力套组全部充满肝素盐水。

5. 将压力套组、压力换能器连线、压力插件与心电监测仪紧密连接。

6. 选择压力监测标名"CVP"。

7. 正确选择测量 CVP 的管腔（尽量选择标注"Distal"端，避开输注血管活性药物的管腔）并消毒，与压力传感器相连接，用胶布妥善固定。

8. 试冲管路，观察是否通畅、有无气泡。

9. 调整换能器高度于心脏同一水平（腋中线第 4 肋间）。

10. 调整三通方向，使静脉端关闭，换能器端与大气相通，按监测仪上压力归零键。

11. 当屏幕上显示压力线值为"0"并不闪动时，表示 0 点调整完毕。

12. 调整三通方向，使换能器端与静脉端相通，开始测量压力。

13. 根据监测仪显示中心静脉压的数值和波形，选择最佳标尺（刻度）。

14. 根据测量结果设置中心静脉压报警上下限。

15. 洗手，记录。

【注意事项】

1. 测压管"0"点必须与患者右心房在同一水平，体位变动时重新校正 0 点。

2. 保持导管的通畅和连接紧密，防止脱落、堵塞影响测量结果。

3. 严防空气进入导管内。一旦发现气泡，要立即用注射器将其抽出，以防空气进入静脉引起空气栓塞。

4. 咳嗽、情绪激动、呼吸深快、测压管路输入血管活性药物及使用呼吸机 PEEP 模式等情况时，均影响中心静脉压的数值，应注意识别和避免上述影响因素。

5. 临床意义

（1）CVP↓，BP↓，提示血容量不足。

（2）CVP 正常，BP↓，可能为血容量不足或左心射血功能降低。

（3）CVP↑，BP 正常，提示血容量过多或右心负荷过重。

（4）CVP↑，BP↑，提示周围血管阻力增加，循环血量增多。

（5）CVP 进行性升高，BP↓时，可能发生了心脏压塞或严重心功能不全。

【评分标准】

中心静脉压监测护理技术操作评分标准

科室_____ 姓名_____ 职称_____ 得分_____

项目	总分	技术操作要求	A	B	C	D	实际得分	备注
仪表	5	仪表端庄、服装整洁、戴口罩、洗手	5	4	3	2		
评估	15	1. 评估监测仪器：工作状态是否良好	5	3	1	0		
		2. 评估患者病情、合作程度等	5	3	1	0		
		3. 评估深静脉管路是否通畅	5	3	1	0		
操作中	51	1. 向患者解释操作目的及方法，取得配合	3	2	1	0		
		2. 用物准备齐全	5	3	1	0		
		3. 将肝素盐水放入加压输液袋内，向袋内充气至压力为 300mmHg，挂在输液架上	4	3	2	1		
		4. 压力套组进行排气	5	3	1	0		
		5. 将压力套组、压力换能器连线、压力插件与心电监测仪紧密连接	5	3	1	0		
		6. 选择压力监测标名"CVP"	5	3	1	0		
		7. 正确选择测量 CVP 的管腔	3	2	1	0		
		8. 试冲管路，观察是否通畅、有无气泡	5	3	1	0		
		9. 压力归零	6	4	2	0		
		10. 根据监测仪显示中心静脉压的数值和波形，选择最佳标尺（刻度）	5	3	1	0		
		11. 根据测量结果设置中心静脉压报警上下限	5	3	1	0		

续表

项目	总分	技术操作要求	评分等级				实际得分	备注
			A	B	C	D		
评价	29	1. 操作规范、熟练	5	3	1	0		
		2. 操作过程中观察患者到位，与患者适当沟通	4	3	2	1		
		3. 患者体位改变时注意重新调零	5	3	1	0		
		4. 及时处理报警	5	3	1	0		
		5. 提问注意事项	10	7	4	1		
总分	100							

主考教师_____　　　　考核日期_____

三、左房测压管的护理

左房压是指直接通过左心房置管监测左房压力。它直接反应左室舒张末压，是评价心功能尤其是左心功能状态的客观指标。持续监测左房压可反映心功能及血容量情况，对心脏手术术后监护有重要的指导意义。

左房压正常值：5~12mmHg。

【目的】

1. 判断左心功能。

2. 指导输液量和输液速度。

3. 指导急救和治疗。

4. 监测有效循环血容量。

【评估】

1. 评估患者身体状态、意识状态。

2. 测量患者生命体征。

3. 评估穿刺处皮肤情况及血管情况。

4. 监测监护仪工作状态是否良好。

【用物】

压力套组、换能器连接线、压力插件、加压输液袋、电源、微量泵、0.9%氯化钠注射液、肝素、注射器（1ml、5ml、20ml）、微量泵泵管、安尔碘、棉签、无菌贴膜、污物碗、治疗盘。

【操作步骤】

1. 评估监测仪器工作状态是否良好。

2. 做好解释工作。

3. 评估患者病情、治疗、穿刺处情况（皮肤有无红肿、渗血、渗液）、管路是否通畅、回抽是否有回血。

4. 洗手、戴口罩，准备并检查用物。

5. 取0.1ml肝素，加入250ml氯化钠注射液中，标明配液名称及日期时间。

6. 将肝素盐水放入加压输液袋内，向袋内充气至压力位300mmHg，挂在输液架上。

7. 取出一次性压力套组连接到配好的肝素盐水中，进行排气，使整个压力套组全部充满肝素盐水。

8. 将压力套组，压力换能器连线，压力插件与心电监护仪连接紧密。

9. 选择压力监测标名"LAP"。

10. 连接电源妥善放置固定输液泵，打开电源。

11. 连接注射器与微量泵泵管（泵管接头以下部分仍需保留在包装袋里）。

12. 去除泵管外包装，排尽空气。

13. 将左房测压管三通的一端接输液泵，用肝素盐水以0.5ml/h的速度泵入。

14. 与压力传感器连接，妥善固定。

15. 调整换能器高度于心脏同一水平。

16. 调整三通方向，左房测压管端关闭，换能器端与大气相通，按监测仪上压力归零键进行归零。

17. 当屏幕上显示压力线值为"0"并不闪动时，表示0点调整完毕。

18. 调整三通方向，使换能器端与左房测压管端相通，开始测量压力。

19. 根据监测仪上显示左房压的数值和波形，选择最佳刻度。

20. 根据监测结果设置报警上下线。

21. 洗手，记录结果。

【注意事项】

1. 测压管 0 点必须与患者心房同一水平，体位变动时重新校正 0 点。

2. 保持导管的通畅和连接紧密，防止脱落堵塞等影响测量结果。

3. 防止空气进入导管内。一旦发现气泡要立即用注射器将其抽出，以防空气进入引起空气栓塞。

4. 咳嗽、躁动、情绪激动、吸痰、翻身、管路打折、脱出左房等均影响数值，应识别和避免以上影响因素。

【评分标准】

左房测压管的护理考核标准

科室_____ 姓名_____ 职称_____ 得分_____

项目	总分	技术操作要求	评分等级				实际得分	备注
			A	B	C	D		
仪表	5	仪表端庄，服装整洁，戴口罩，洗手	5	4	3	2		
评估	5	评估患者穿刺部位皮肤，回抽是否有回血	5	4	3	2		
操作前准备	20	1. 输液泵是否有蓄电池（充电备用状态）	4	3	2	0		
		2. 肝素盐水配置是否正确	10	7	4	1		
		3. 用物准备	6	4	2	1		

续表

项目	总分	技术操作要求	评分等级				实际得分	备注
			A	B	C	D		
操作过程	40	1. 导管穿刺标注时间与何处	10	8	6	4		
		2. 注射器注明药名时间	8	6	4	2		
		3. 连接注射器与微量泵泵管正确	5	4	3	2		
		4. 生命体征的观察	8	6	4	2		
		5. 携用物至床旁，核对	5	4	3	2		
		6. 输液泵连接电源并固定，打开电源开关	4	3	2	1		
操作后	20	1. 再次核对	5	4	3	2		
		2. 加强观察数值变化	5	4	3	2		
		3. 免洗手消毒液消手，分类清理用物	5	4	3	2		
		4. 洗手签字做记录	5	4	3	2		
评价	10	1. 严格无菌操作	5	4	3	2		
		2. 记录及时准确规范，签名清楚	5	4	3	2		
总分	100							

主考教师_____　　考核日期_____

四、多参数心电监护仪

多参数监护仪能为医学临床诊断提供重要的患者信息，通过各种功能模块，可实时监测人体的心电信号、心率、血氧饱和度、血压、呼吸频率和体温等重要参数，实现对各参数的监测报警。信息存储和传输，是一种监护患者的重要设备。下面主要以心电图、呼吸频率、血氧饱和度、无创血压。

【目的】

连续监测患者各项生命体征（心电图、呼吸频率、血氧饱和度、无创血压）变化趋势，为医护人员提供应急处理和进行治疗的依据。

【评估】

（1）监护仪工作状态是否良好，各个数据连接线与监护仪连接是否紧密，探头是否完好、清洁。

（2）患者病情、合作程度。

（3）监测心电图：皮肤完整性、清洁程度、有无起搏器植入、有无过多胸毛。

（4）监测血氧饱和度：患者末梢循环情况是否良好。指端皮肤温度、湿度、色泽。

（5）测量无创血压：患者基础血压值；30分钟内有无热敷、沐浴、活动、情绪波动。被测量肢体有无偏瘫、功能障碍，测量部位皮肤有无损伤。

（6）评估周围环境、光线以及有无电磁干扰等。

【用物】

测量模块、连接线、电极片（5个）、血压袖带、砂皮纸、备皮刀。

【操作步骤】

1. 洗手、戴口罩。

2. 接收患者

（1）接通电源。

（2）设定测量模块，正确插入连接线与传感器。

（3）准确输入患者资料，可在床旁或"信息中心"。

（4）正确连接患者。

（5）根据患者基础数值设定监护仪报警上下限。

3. 监护心电图（ECG）

（1）清洁皮肤，视患者皮肤情况用砂皮纸轻擦皮肤表面，去掉老化角质，有胸毛者要剃掉，尽可能降低皮肤电阻抗。

（2）安放电极前，在电极上安夹子或按扣。

（3）正确安放电极片：标准五导联电极片位置为（图2-1-1）RA锁骨下近右肩；LA锁骨下近左肩；RL右下腹上；LL左下腹上；V胸上位置取决于要求的导联。安放电极时，注意避开除颤、做心电图、起搏器植入的位置。

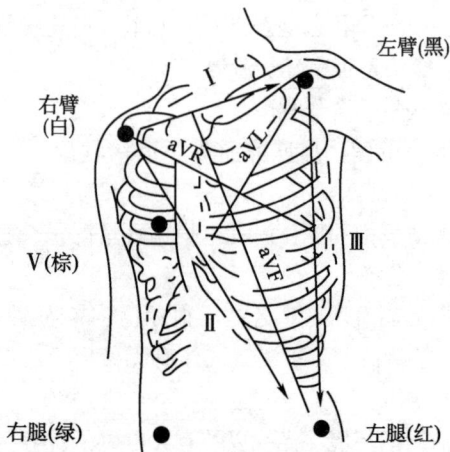

图 2 - 1 - 1

（4）选择 ECG 导联：选择一个 R 波高尖、T 波低平的导联。

（5）检查起搏状态：开始监护 ECG 时，正确设定起搏状态是非常重要的。起搏患者起搏状态选择"是"。

（6）改变 ECG 波形：如果心电图受到高频或低频的干扰，可改变心电图波形大小。

（7）心电图滤波器设定：滤波器减小了对信号的干扰。

4. 监护呼吸频率（RR）

（1）测量呼吸频率时，监护仪测量患者胸上的两个 ECG 电极间的胸阻抗。胸部运动引起的阻抗变化在监护仪屏幕上产生"呼吸"波形。监护仪对波形周期数进行计数来算出呼吸频率（RR）。

（2）呼吸信号是在两个 ECG 电极之间测量的，标准导联时在 RA 和 LL 电极间测量。

（3）胸部运动受到限制时采用腹式呼吸，这时可将左腿电极放在左腹部扩张最强的位置，此时呼吸波形为最佳。

5. 血氧饱和度监测（SpO_2）

（1）了解患者身体状况、意识状态，告知患者操作的目的和方法，取得患者的合作。吸氧患者应了解吸氧流量。

（2）评估患者局部皮肤或指（趾）甲情况。评估周围环境光照条件，是否有电磁干扰。

（3）准备好脉搏血氧饱和度监测仪，或者将监测模块及导线与多功能监护仪连接，检测仪器功能是否完好。

（4）清洁患者局部皮肤及指（趾）甲。

（5）将传感器正确安放于患者手指、足趾或者耳廓处，使其光源透过局部组织。传感器固定稳妥，确保接触良好。

（6）根据患者病情调整波幅及报警界限。

（7）告知患者和家属不可随意摘取传感器，避免在监测仪附近使用手机，以免干扰监测波形，影响数值测定。

（8）保持肢体末梢温度，使测量数据准确。

（9）影响测量值准确的因素

①指（趾）端皮肤冰冷，末梢循环差。

②探头松脱或与主机接触不良。

③监测肢端血供障碍。

④严重贫血患者。

⑤被测部位剧烈运动。

⑥其他：传感器位置不当；光电检测管没有正对发光管；涂指甲油；血管内染色剂；一氧化碳中毒；黄疸等。

6. 监护无创血压（NBP）

（1）正确选择袖带的宽度，成人袖带宽度为 12～14cm。

（2）协助患者采取坐位或者卧位。

（3）安置袖带要与患者心脏处于相同水平。驱尽袖带内空气，平整地缠于患者上臂中部，松紧以能放入一指为宜，下缘距肘窝 2～3cm。

（4）测量方法有三种。手动：按需测量；自动：连续重复测量；快速：5 分钟时段内连续快速地一系列测量，然后恢复至先前设置的模式。

【注意事项】

1. 心电监测：电极片安放位置避开除颤、做心电图和起搏器植入的位置。

2. 呼吸监测：成人呼吸频率小于 10 次/分或大于 24 次/分均提示呼吸功能障碍。

3. 监护血氧饱和度：正确选择传感器类型，传感器太松则光线不能对准或传感器脱落；太紧会造成远端静脉充血间质水肿、皮肤刺激。定时检查贴附部位，4 小时改变一次贴附位置。不要在有动脉插管或静脉输液管的肢体上放传感器。

4. 监护无创血压：不要在进行静脉注射或有动脉插管的肢体上捆绑袖带，当袖带充气时注射减慢或阻滞时会引起导管周围组织破坏。

【评分标准】

多参数心电监护仪护理技术操作评分标准

科室＿＿＿＿＿＿＿＿　姓名＿＿＿＿＿＿＿＿　职称＿＿＿＿＿＿＿＿　得分＿＿＿＿＿＿＿＿

项目	总分	技术操作要求	评分等级				实际得分	备注
			A	B	C	D		
仪表	5	仪表端庄、服装整洁、戴口罩、洗手	5	4	3	2		
评估	19	1. 评估监测仪器的工作状态是否良好	5	3	1	0		
		2. 评估患者病情、合作程度、皮肤黏膜情况	7	5	3	1		
		3. 评估周围环境、光线及是否有电磁干扰	7	5	3	1		
操作中	48	1. 告知患者操作的目的和方法，取得患者的合作	5	3	1	0		
		2. 吸氧患者应了解吸氧流量	5	3	1	0		
		3. 清洁患者局部皮肤及指（趾）甲	5	3	1	0		

续表

项目	总分	技术操作要求	评分等级				实际得分	备注
			A	B	C	D		
		4. 将传感器正确安放于患者手指、足趾或者耳廓处，使其光源透过局部组织，袖带选择合适	6	4	2	0		
		5. 传感器固定稳妥，确保接触良好，袖带捆绑松紧适中。电极片贴放位置正确	6	4	2	0		
		6. 根据患者病情调整波幅及报警界限	5	3	1	0		
		7. 告知患者和家属不可随意摘取传感器，避免在监测仪附近使用手机，以免干扰监测波形，影响数值测定	10	7	4	1		
		8. 保持肢体末梢温度	6	4	2	0		
评价	28	1. 操作规范、熟练	5	3	1	0		
		2. 操作过程中观察患者到位，与患者适当沟通	4	3	2	1		
		3. 监测过程中及时发现并排除干扰因素	6	4	2	0		
		4. 定期更换监测部位	6	4	2	0		
		5. 提问注意事项	7	4	1	0		
总分	100							

主考教师＿＿＿＿＿＿＿＿ 考核日期＿＿＿＿＿＿＿＿

第二节 漂浮导管

漂浮导管（Swan－Ganz）主要是通过应用气囊漂浮导管行血流动力学的监测。漂浮导管全长110cm，每10cm处标注刻度。黄色的远端腔终止于导管的尖端，用于肺动脉压力监测。红色的腔用于膨胀气囊，气囊距管端1cm，气体容量为0.5~1.5ml。蓝色腔的开口位于距导管尖端30cm处，用于右房压力监测及注射冰盐水。热敏电阻接头和热敏导丝接头可连接持续心排仪测量心输出量。

【目的】

漂浮导管可以监测右心房压、右室压、肺动脉压、肺动脉楔压，也可评估心功能指标，如：体循环阻力（SVR）、肺循环阻力（PVR）、心室每搏功指数（VSWI）、冠脉灌注压（CPP）等，患者的氧耗可以从漂浮导管尖端取血测量，也可以通过导管连续监测。这些信息可以使医生了解患者的心肺功能状况，也可以帮助医生鉴别诊断和选择心血管药物及干预措施，如：血管扩张剂、利尿剂、强心药、血管收缩剂及机械循环支持或手术等。

【评估】

1. 完成心血管专科病史及检查，以确定该检查的指征。

2. 患者对漂浮导管的认知及反应，合作程度，目前的心理状态。

3. 评估环境，应在通风后的清洁导管室内或病房内进行。室内配备多参数监测仪及氧源。

4. 评估穿刺局部皮肤，应清洁无破损。

5. 测量并记录患者的心率、心律、血压、身高和体重。

【用物】

漂浮导管、插送器、压力套组、压力袋、输液架、压力插件、CO插件、持续心排仪、碘伏、利多卡因、0.9% NS 500ml + 肝素钠3750U、治疗巾、纱布、无菌手套、缝合包、缝合线、透明敷料、注射器（5ml、20ml）、三通（2个）、压力连接管、除颤器及其他抢救物品及药品。

【操作步骤】

1. 洗手、戴口罩。

2. 建立外周静脉通路。

3. 患者置于平卧去枕位，头转向左侧。连接心电监护。

4. 协助术者消毒、铺巾、局麻、穿刺颈内静脉、放置鞘管并缝合固定。

5. 评估颈内深静脉置管的深度、固定、局部情况及通畅性。穿刺处粘贴透明敷料并妥善固定。

6. 将肝素盐水放入压力袋中，将压力袋挂于输液架上，将压力充至 300mmHg。

7. 将心电监测仪、压力插件、压力套组紧密连接备用。轻轻提拉换能器的排水阀使管道里充满肝素盐水，以免有任何气泡。

8. 戴无菌手套取出漂浮导管，将一支 2ml 注射器连接到红色导管末端，给气囊充气 1.5ml，观察气囊充气是否对称，再将气囊浸入肝素盐水中检查有无漏气。

9. 将两个三通连接紧密，黄色腔连接于三通尖端，压力套组连接于第一支三通侧孔，蓝色腔与压力连接管相连并置于第二支三通侧孔，扭转三通并轻轻提拉换能器的排水阀进行排气，将导管充满肝素盐水。调整三通方向至尖端。

10. 在漂浮导管上套上保护套。将保护套拉伸至导管 90cm 处固定。

11. 将漂浮导管的尖端绕成一个朝向患者中线的小弯引入鞘管口。

12. 将换能器固定在患者心脏水平，扭转三通，使换能器与大气相通，按监护仪上传感器校零键，待监护仪压力数值显示为"0"时，表示 0 点调整完毕。

13. 调整压力标名为"PAP"，压力标尺为 30~60mmHg。

14. 开始测压

（1）RAP：漂浮导管进入 20cm 左右可看到右房压力波形，待数值平稳后记录。

（2）RVP：漂浮导管进入 30cm 左右可看到右室压力波形，读数并记录。注意气囊充气，避免导管尖端触壁引起室性心律失常发生。

（3）PAP：漂浮导管进入 40～50cm 左右可看到肺动脉压力波形，待数值平稳后记录。

（4）PAWP：将气囊放气，在肺动脉压的基础上，给导管气囊打气 1.5ml，观察波形，确定为 PAWP 波形，待数值平稳后，记录数值并立即气囊放气。

15. 记录导管置入的长度。

16. 使用持续心排仪测量心输出量（CO）或使用热稀释法测量心输出量。

热稀释法测量心输出量方法。

（1）准备心输出量模块，连接至漂浮导管热敏电阻接头，将温度探头放入冰水中，调整机器至预备工作状态，观察患者血温，对照冰水温度及无菌盐水注射量调整参数。

（2）用注射器抽吸无菌盐水 5ml 或 10ml（注入量以 10ml 为佳），使注射器连接右心房管腔尾端。

（3）注入盐水的温度可以是冰的，也可以是室温，但以 4°C 以下为佳。

（4）按心输出量开始键，在仪器提示开始时于 4 秒内迅速将盐水推入，随后，机器屏幕显示心输出量数值。

（5）有两种注射系统。一种是开放系统，利用预充好冰水或室温水的注射器。另一种是密闭系统，冰水或室温水置于一个环状系统中以保持无菌性。

（6）注液操作应由一人操作完成，避免因个人操作手法不同造成误差。

（7）受不同推注者力量及速度不同的影响，结果会有差异，因此应测量至少三次，每次结果之间数值不应差距太大，将三次数值取平均值作为结果。

（8）使用 0～4°C 冰盐水时，抽取后应尽快注射，操作者不要用手握住含有溶液的注射器部分，以减少环境对注射温度的影响。

（9）按确定键将测量的心输出量保存。

17. 选择心输出量计算，将 CO 结果及心率、血压、PAP、PAWP 平均压、RAP 平均压、身高、体重值输入监护仪，注意每次输入后按确定键保存，进行计算得出心排血指数（CI）、每分输出量（SV）、PVR、SVR 等值，打印记录。

18. 询问患者有无不适主诉，向患者介绍注意事项。

19. 漂浮导管予无菌治疗巾包裹并妥善固定，协助患者取舒适体位。

20. 整理并正确处理用物，洗手、签字、记录。

【注意事项】

1. 原有心肌供血不足或心脏疾患的患者，检查前应给予患者氧气吸入。

2. 患者床边必备急救药物及抢救仪器。

3. 由于导管尖端接触心肌壁或心瓣膜可导致室性早搏、室上性及室性心动过速等心电图改变，将导管气囊充气可有效减少心律失常的发生。操作中必须有心电图持续监护。

4. 置入的导管如遇到阻力时不可强行进入。

5. 导管用 PVC 材料制成，在体内较柔软，置管时间过长，可使导管硬度降低，导管容易在右室缠绕或出现置管困难，此时使用冰盐水推注可使导管硬度增加，易于放置。

6. 测压前调整传感器位于患者心脏水平并调节 0 点。

7. 测压时确保整套连接管道系统无气泡，如有气泡应设法逐出，否则记录将不准确。

8. 导管放置至完全充盈气囊（1.5ml）看到肺动脉楔压时放松气囊，缓慢回拉 1~2cm，减少屈曲在心室或心房中的导管长度，再次完全充盈气囊，若仍能看到楔压曲线，记录置管长度并固定。始终要将导管保持在这样的位置，即：完全或接近完全充盈（1.0~1.5ml）气囊时，可以看到楔压曲线。

9. 避免过长时间的楔压操作，尽量缩短"嵌住"的时间（两次呼吸或 10~15 秒），尤其是患者有肺动脉高压时。

10. 气囊嵌在肺动脉时不要冲导管。

11. 置管后通过 X 线检查导管位置。

12. 监护过程中，若气囊充气后肺动脉嵌入压指标丧失且不能将气体回抽，多为气囊破裂，再次气囊充气可能引起空气栓塞，应立即停止测量肺动脉楔压，于导管充气注射器上做明显标识并重点交班，避免其他人再做气囊充气，必要时拔除漂浮导管。

13. 监护过程中应加强巡视，注意检查确保整套测压系统的连接紧密。间断肝素液冲管，避免导管顶口形成血块，确保导管通畅。

14. 尽可能避免使用漂浮导管开口端给药或抽取标本，如需要时在操作后应急时用肝素液冲洗，以确保肺动脉导管的通畅。

15. 颈内深静脉穿刺处按需换药并保持局部清洁干燥。

16. 心导管留置时间最长不超过 72 小时。

【评分标准】

漂浮导管（Swan – Ganz）护理技术操作评分标准

科室_____ 姓名_____ 职称_____ 得分_____

项目	总分	技术操作要求	评分等级				实际得分	备注
			A	B	C	D		
评估	10	1. 评估患者的病情及意识状态，以确定相关的危险因素	2	1	0	0		
		2. 评估患者对漂浮导管的认知及反应，合作程度及心理状态。告知患者操作目的和方法，指导其配合	2	1	0	0		
		3. 评估环境清洁，室内配备多参数监测仪、氧源及抢救仪器	2	1	0	0		
		4. 评估穿刺局部皮肤清洁无破损	1	0	0	0		
		5. 测量并记录患者的心率、心律、血压、身高及体重	3	2	1	0		

项目	总分	技术操作要求	评分等级				实际得分	备注
			A	B	C	D		
操作前准备	10	1. 洗手，戴口罩	2	1	0	0		
		2. 备齐用物及急救药品，检查用物完整性，无菌物品安全性，核对医嘱，完成双人核对	3	2	1	0		
		3. 携用物至患者床旁，核对患者	2	1	0	0		
		4. 保持患者静脉通路开放	1	0	0	0		
		5. 协助患者取平卧去枕位，头转向左侧	1	0	0	0		
		6. 连接持续心电监护	1	0	0	0		
操作过程	60	1. 协助术者穿刺颈内静脉、放置鞘管并缝合固定	2	1	0	0		
		2. 评估颈内深静脉置管的深度、固定、局部情况及通畅性。穿刺处粘贴透明敷料	5	4	3	2		
		3. 将肝素盐水放入压力袋中，将压力充至300mmHg	2	1	0	0		
		4. 将心电监测仪、压力插件、压力套组紧密连接并排气	5	4	3	2		
		5. 戴无菌手套取出漂浮导管	3	2	1	0		
		6. 给气囊充气1.5ml，观察气囊充气是否对称，有无漏气，双人核对	3	2	1	0		
		7. 管路连接方法正确并排气，管路内无气泡，三通方向正确	10	8	6	4		
		8. 漂浮导管套上保护套并拉伸至导管90cm处固定	2	1	0	0		

项目	总分	技术操作要求	评分等级				实际得分	备注
			A	B	C	D		
		9. 将漂浮导管尖端引入鞘管口	2	1	0	0		
		10. 将换能器固定在患者心脏水平，调整零点	2	1	0	0		
		11. 调整压力标名及标尺	2	1	0	0		
		12. 开始测压，正确识别导管深度及波形，正确读数并记录	10	8	6	4		
		13. 密切检测心律、心率、血压，询问患者不适主诉	3	2	1	0		
		14. 记录导管置入的长度	2	1	0	0		
		15. 使用持续心排仪测量 CO 或使用热稀释法测量心输出量	3	2	1	0		
		16. 选择心输出量计算，正确输入数据进行计算，打印记录	4	3	2	1		
操作后	10	1. 再次核对患者，清洁患者皮肤，整理床单位	3	2	1	0		
		2. 询问患者有无不适主诉，向患者介绍注意事项	2	1	0	0		
		3. 漂浮导管予无菌治疗巾包裹并妥善固定	2	1	0	0		
		4. 协助患者取舒适体位	1	0	0	0		
		5. 整理并正确处理用物，洗手、签字、记录	2	1	0	0		

续表

项目	总分	技术操作要求	评分等级				实际得分	备注
			A	B	C	D		
评价	10	1. 操作规范、熟练、严格执行无菌操作技术	2	1	0	0		
		2. 病情观察及时、护理到位	2	1	0	0		
		3. 记录及时、准确、规范，签名清楚	2	1	0	0		
		4. 与患者的沟通恰当，关爱患者	2	1	0	0		
		5. 提问注意事项内容	2	1	0	0		
总分	100							

主考教师_____ 考核日期_____

第三节 主动脉球囊反搏的护理配合

主动脉球囊反搏（IABP）是机械循环辅助方法之一，是通过动脉系统置入一根 30~40ml 的气囊导管到左锁骨下动脉开口远端和肾动脉开口上方的降主动脉内，通过物理作用，提高主动脉内舒张压，增加冠状动脉供血和改善心肌功能。工作原理为：心脏舒张期气囊迅速充气，主动脉舒张压升高，冠状动脉血流量增加，心肌供氧增加。心脏收缩前，气囊迅速放气，主动脉压力下降，心脏射血阻力（后负荷）减少。心肌耗氧量下降，左心室排血更充分，从而降低左心室收缩末期容量（前负荷）。

【目的】

1. 增加冠状动脉血流量。

2. 降低心脏做功和耗氧。

【评估】

1. IABP 机处于完好备用状态。

2. 患者的病情、诊断及治疗情况。

3. 患者的生命体征、身高。

【用物】

IABP 机、IABP 导管、压力传感器、无菌治疗巾、手术衣、无菌贴膜、无菌手套、消毒液、无菌纱布、肝素盐水、氯化钠注射液、各规格注射器、利多卡因、加压输液袋及抢救物品、药品。

【操作步骤】

1. 置管前准备

（1）病室准备：消毒液擦拭床单位，紫外线消毒病房。

（2）协助医生做好患者及家属的健康宣教，告知其治疗的意义、方法和效果，以及可能出现的不良反应和风险，取得其同意及合作，签署知情同意书。

（3）协助医生评估患者情况：双下肢皮肤颜色、温度、动脉搏动、基础感觉和运动能力以及患者置管前的血流动力学状态，进行全面的神经系统检查。

（4）保持患者静脉通路开放，以备在导管插入过程中出现紧急情况可以快速给药。

（5）检查患者正在使用的仪器设备的运行是否正常以及报警设置是否正确（如：呼吸机、心电监测仪、输液泵和负压吸引装置等）。

（6）准备 IABP 机，确定机器型号。根据患者身高备好主动脉球囊管一套。

（7）进行常规皮肤准备，协助医生进行皮肤消毒。

（8）协助患者取平卧位，连接床旁监测仪记录生命体征，不合作的患者给予适当约束或镇静，充分暴露会阴部及双足。

（9）连接 IABP 机心电输出线、压力导线，检查氦气容量，打开氦气水平阀门。开机。

（10）检查电源、心电信号（选择 R 波向上高尖的心电图波形）。

（11）配置肝素盐水，装入加压输液袋（充气至 300mmHg），打开压力套组连接肝素盐水并排气。

2. 置管术配合

（1）配合医生置管，确保操作过程中严格执行无菌技术，严密监测患者生命体征及血流动力学情况。

（2）置管成功后协助医生连接压力套组及氦气导管，压力归零，启动工作。

（3）协助医生局部缝皮固定导管并标记。

（4）各项参数无异常后，固定 IABP 机及屏幕位置，观察足背动脉搏动情况。

（5）处理穿刺部位，消毒后敷料覆盖，术肢约束。

（6）拍床旁胸部 X 光片，协助医生确认导管位置。导管尖端位于第 2～3 肋间。

（7）整理用物，洗手记录。

3. 置管后护理

（1）无菌敷料覆盖导管部位，并妥善固定。IABP 开始治疗后，护士要按照无菌原则处理穿刺部位，固定导管，防止脱位。导管敷料维护和管理需遵守《2016 输液实践标准》。

（2）体位和活动：协助患者采取舒适体位，床头抬高不应超过 30°，以防导管打折或移位。

（3）心理护理：提供安静环境，多给予患者心理支持。必要时遵医嘱给予镇静等处理。

（4）血流动力学监测：严密观察患者生命体征、中心静脉压、肺动脉压、体液出入量、血气分析及其他实验室检查。

（5）注意观察有无并发症（下肢缺血、血栓、出血、血小板减少症、球囊破裂感染等）的发生，若有，应及时向医生报告处理。

（6）置入后持续肝素冲洗液冲洗 IABP 导管，加压输液袋加压滴入（压力 300mHg），监测反搏压力波形。

（7）抗凝治疗护理：使用低分子肝素，ACT 维持 150～180

秒，APTT 维持 50～70 秒。

4. 撤离导管护理

（1）撤离 IABP 要在医生指导下逐步减少 IABP 的辅助比例，撤机前，护士做好全面评估，包括患者意识状态、血流动力学指标、药物剂量、尿量、血气分析、乳酸等。

（2）协助医生消毒，剪断固定缝线。

（3）停机后医生将导管拔出，建议留置 IABP 导管尖端培养，按压止血 30 分钟后弹力绷带加压包扎 24 小时放置 1kg 沙袋压迫 6 小时。应嘱患者平卧，严密观察穿刺处出血情况。

（4）检查远端动脉搏动情况、肌张力、皮肤温度和颜色及患者血流动力学情况，及时发现异常，通知医生做相应处理。

【注意事项】

1. 每日复查胸部 X 光片，确定导管位置。

2. 协助患者早期进行双下肢功能锻炼。

3. 在实施 IABP 治疗期间，应同时执行其他有关治疗，如补足血容量、纠正酸中毒、纠正心律失常和应用血管活性药物维持血管张力等治疗。

【评分标准】

IABP 的护理配合操作评分标准

科室_____ 姓名_____ 职称_____ 得分_____

项目	总分	技术操作要求	评分等级				实际得分	备注
			A	B	C	D		
仪表	5	仪表端庄、服装整洁、戴口罩、洗手	5	4	3	2		
评估	11	1. IABP 机处于完好备用状态	4	3	2	1		
		2. 患者的病情、诊断及治疗情况	4	3	2	1		
		3. 患者的生命体征、身高	3	2	1	0		
置管前准备	32	1. 患者及家属的健康宣教并签署知情同意书	3	2	1	0		
		2. 协助医生评估患者情况	3	2	1	0		

续表

项目	总分	技术操作要求	评分等级				实际得分	备注
			A	B	C	D		
置管前准备	32	3. 保持患者静脉通路开放	3	2	1	0		
		4. 检查患者正在使用的仪器设备	4	3	2	1		
		5. 准备 IABP 机，确定机器型号	3	2	1	0		
		6. 进行常规皮肤准备，协助医生进行皮肤消毒	3	2	2	0		
		7. 协助患者取平卧位，连接床旁监测仪记录生命体征，充分暴露会阴部及双足	5	3	1	0		
		8. 连接 IABP 机心电输出线、压力导线，开机，检查电源、心电信号、氦气量	5	3	1	0		
		9. 配置肝素盐水，装入加压输液袋并排气	3	2	1	0		
置管中配合	17	1. 术中密切观察患者的生命体征	4	3	2	1		
		2. 置管成功后协助医生连接压力套组及氦气导管，压力归零，开机工作	4	3	2	1		
		3. 观察足背动脉搏动情况	2	1	0	0		
		4. 处理穿刺部位，固定导管位置并标记，术肢约束	3	2	1	0		
		5. 拍床旁胸片，确定导管位置	2	1	0	0		
		6. 整理用物，洗手记录	2	1	0	0		

续表

项目	总分	技术操作要求	评分等级				实际得分	备注
			A	B	C	D		
置管后护理	19	1. 无菌敷料覆盖导管部位，并妥善固定	3	2	1	0		
		2. 心理护理	3	2	1	0		
		3. 体位和活动护理	3	2	1	0		
		4. 血流动力学监测	5	3	1	0		
		5. 并发症观察	5	3	1	0		
撤管后护理	9	1. 协助医生拔除导管并加压包扎，沙袋压迫	3	2	1	0		
		2. 观察穿刺处出血情况及足背动脉搏动情况	3	2	1	0		
		3. 观察液体出入量及血流动力学情况	3	2	1	0		
评价	7	1. 操作规范、熟练	3	2	1	0		
		2. 及时处理报警	2	1	0	0		
		3. 提问注意事项	2	1	0	0		
总分	100							

主考教师_____   考核日期_____

第四节 CRRT 的护理配合

急性肾衰竭是心脏外科术后严重的并发症之一。主要是以多种原因造成的肾脏灌注不足引起的缺血性损伤为主。当无尿、少尿、体液过多及高血钾进行性加重或合并有感染时，可加剧心肺功能不全，影响血流动力学和内环境的稳定性，连续肾脏替代疗法（continuous renal replacement therapy，CRRT）是治疗此类患者行之有效的措施。基本模式有三类，即血液透析（hemodialysis，HD）、血液滤过（hemofiltration，HF）和血液透析滤过（hemodiafiltration，HDF）。

【目的】

CRRT 是利用血液净化技术清除溶质，来调节及维持患者血液中的水分、电解质、酸碱及游离状态的溶质等的平衡，替代受损肾功能以及对脏器功能起保护支持作用。

【评估】

1. 明确 CRRT 的治疗指征，评估患者循环及用药情况。

2. 评估患者穿刺部位血管及皮肤情况。常用穿刺部位为颈内静脉、锁骨下静脉、股静脉，ICU 患者首选股静脉置管。

3. 评估环境：无感染——床旁装机；有感染——洁净地方装机。

4. 对清醒患者进行解释、宣教，争取患者配合。

【用物】

1. CRRT 机器（备用状态）、ACT 仪。

2. 血滤置换液，预冲液一袋（置换液中加 6250IU 肝素）、1:1肝素泵（50ml NS + 6250IU 肝素）。

3. 治疗车、CRRT 管路一套、血滤穿刺包、无菌手套、无菌纱布、碘伏、缝合包、无菌辅料、穿刺用肝素盐水（250ml NS + 6250IU 肝素）、输液器、注射器、输液泵、消手液、锐器桶等。

【操作步骤】

1. 环境及床单位准备，治疗室应安静、宽敞明亮，室温18 ~ 26℃。

2. 护士准备：着装整洁、洗手、戴口罩。

3. 向清醒患者解释操作目的，注意事项等以取得配合。

4. 核对患者，患者穿刺部位备皮并在穿刺部位下垫治疗巾。

5. 评估双下肢皮肤温度、颜色及腿围；双侧足背动脉搏动情况并做标记。

6. 完善血常规及血型、肾功能、出凝血时间等相关检验，必要时备血。

7. 检查机器性能，选择独立电源并合理放置机器。

8. 置管前再次核对患者（腕带），安抚患者，消除患者紧张情绪，减轻焦虑、恐惧，争取患者能更好地配合。

9. 协助医生穿手术衣，戴手套。配合医生行深静脉穿刺。

10. 密切观察并记录患者的血压、心率、心律、尿量及双下肢皮肤温度、颜色、动脉搏动情况。

11. 协助医生进行血滤管路安装及预冲。

12. 配合医生调整血滤机参数：血流速度、前后稀释、滤出量、肝素泵入速度等。

13. 配合医生连接血滤管路，将血滤管路动脉端（红色）与患者血管通路的红色端相连。血泵开始运转，将患者血引出，当血液运行至静脉壶时，将静脉端（蓝色）连接。连接过程中注意管路中不可有气泡。

14. 观察血滤机器运转良好后，妥善固定导管，用治疗巾包裹。

15. 清洁患者皮肤，整理床单位。

16. 整理用物，医疗垃圾分类放置。

17. 洗手，记录。

18. 停用血滤的护理

（1）确定停止血滤治疗并进行血滤机的回血。血流速度30～50ml/min，防止回血过快增加心脏负荷。

（2）回血结束后停止治疗、关闭机器、断开管路。

（3）用氯化钠注射液冲洗血滤导管针的三腔，用肝素盐水（10mlNS＋10000U肝素）按管壁上标注的量进行管路封堵。

（4）连接肝素帽，卡紧卡子，保证管路中无气泡，注意无菌操作。

（5）用无菌纱布包裹固定导管，注明封管时间。

（6）24小时重新封管一次，重新封管时注意先回抽管内含肝素的血液 10ml 并弃之，再次注明置管及封管时间。

【注意事项】

1. 密切观察心率、血压变化，血滤上机时血液速度 30 ~ 50ml/min 起步逐步增加至目标血流速度，防止因容量丢失所引起的低血压。

2. 机器运转 30 分钟后查 ACT，及时调整肝素用量，维持 ACT150 ~ 180 秒。

3. 监测凝血功能、ACT、电解质、血气分析，肝肾功，为抗凝及血滤参数调整提供依据。

4. 10% 葡萄糖酸钙不可应用血滤针的静脉通路泵入以免与置换液中的碳酸氢钠发生化学反应导致管路堵塞。

5. 密切观察术侧肢体的皮肤颜色、温度、动脉搏动，与对侧肢体比较并记录。

6. CRRT 患者需抗凝治疗，观察患者皮肤、黏膜有无出血现象。

【评分标准】

CRRT 的护理配合评分标准

科室_____ 姓名_____ 职称_____ 得分_____

项目	总分	技术操作要求	评分等级				实际得分	备注
			A	B	C	D		
仪表	5	仪表端庄、服装整洁，洗手、戴口罩	5	4	3	2		
评估	10	1. 明确 CRRT 的治疗指征，评估患者循环及用药情况	3	2	1	0		
		2. 评估患者穿刺部位血管及皮肤情况，首选股静脉	3	2	1	0		
		3. 评估装机环境	2	1	0	0		
		4. 对清醒患者进行解释、宣教，争取患者配合（昏迷患者给患者摆好合适体位）	2	1	0	0		

续表

项目	总分	技术操作要求	评分等级				实际得分	备注
			A	B	C	D		
操作过程	60	1. 环境及床单位准备，应安静、宽敞明亮，拉帷幔	3	2	1	0		
		2. 核对患者，穿刺部位备皮并在穿刺部位下垫治疗巾保护	3	2	1	0		
		3. 评估双下肢皮肤温度、颜色及腿围；双侧足背动脉搏动情况并做标记	3	2	1	0		
		4. 完善相关检验，必要时备血	3	2	1	0		
		5. 安抚患者，消除患者紧张情绪，减轻焦虑、恐惧，争取患者更好地配合	2	1	0	0		
		6. 配合医生完成股静脉穿刺置管	3	2	1	0		
		7. 密切观察患者的血压、心率、心律、尿量及双下肢皮肤温度、颜色、动脉搏动情况	3	2	1	0		
		8. 检查血滤机并连接独立电源，合理放置	5	4	3	2		
		9. 血滤管路安装准备、配置预冲液及肝素泵	4	3	2	0		
		10. 配合医生安装血滤管路、完成管路预冲	5	4	3	2		
		11. 配合医生调整血滤机参数：血流速度、前后稀释、滤出量、肝素泵入速度等	4	3	2	1		

续表

项目	总分	技术操作要求	评分等级				实际得分	备注
			A	B	C	D		
操作过程	60	12. 连接血滤管路：分别将动脉端（红色）、静脉端（蓝色）与静脉通路连接。连接过程中注意管路中不可有气泡及保证无菌操作	6	5	4	3		
		13. 观察血滤机器运转良好后，妥善固定导管，用治疗巾包裹	5	4	3	2		
		14. 再次核对患者，清洁患者皮肤，整理床单位	4	3	2	1		
		15. 整理用物，医疗垃圾分类放置	5	3	2	1		
		16. 洗手，记录	2	1	0	0		
评价	25	1. 态度和蔼，与患者的沟通恰当，关爱患者	2	1	0	0		
		2. 操作规范、熟练，病情观察及时、护理到位	2	1	0	0		
		3. 严格执行无菌操作技术和查对制度	2	1	0	0		
		4. 能配合医师进行急救处理	2	1	0	0		
		5. 记录及时准确规范，签名清楚	2	1	0	0		
		6. 提问目的、注意事项。包括药物的应用注意事项、血滤机应用的注意事项、导管及穿刺处护理注意事项及并发症的观察	15	10	5	2		
总分	100							

主考教师_____ 考核日期_____

第五节 ECMO 安装护理配合

【目的】

ECMO 是一种心肺生命支持，通过 ECMO 将血液从体内引到体外，经膜肺氧和后再用血泵将血液灌注入体内，部分或全部代替心肺做功，达到让心肺充分休息，为其功能恢复或下一步治疗赢得时间。

【评估】

1. 评估患者神志，对清醒患者进行解释并遵医嘱适当予以镇静。

2. 评估患者生命体征，准确记录。

3. 评估环境并迅速清理床单位，保证操作空间宽敞、洁净。

【用物】

ECMO 设备、手术器械、手术衣、无菌手套、帽子、口罩、碘伏、无菌敷料包、无菌显影纱布、氯化钠注射液、肝素、注射器、无影灯或头灯、操作台、大功率电源、空气及氧气气源、气源连接管、ACT 仪等。

【操作步骤】

1. 携用物至床旁，核对医嘱及患者信息。

2. 协助体外循环医生连接 ECMO 电、气源。

3. 洗手、戴口罩。

4. 协助外科医生、手术室护士准备手术用物。

5. 遵医嘱留取血标本，配合完成各项检查，包括血气、电解质、生化、血常规、细菌培养、尿常规、ACT、PT、肝肾功能、游离血红蛋白、胶渗压、心电图、床旁胸部 X 光片和超声心动等。

6. 保持患者平卧位，配合手术室护士粘贴手术负极板，协助外科医生调整床体高度。

7. 应用多参数监测仪、肺动脉导管、连续心排仪和 12 导联心电图监测并记录心排、心率和心律、血压、肺动脉压、肺毛嵌顿压、中心静脉压、氧饱和度、体温等指标。

8. 记录安装前血管活性药物的用量。

9. 安装过程中遵医嘱给予抗凝剂并密切观察患者血流动力学变化。

10. 安装完毕，评估循环支持效果，及时调整血管活性药使用剂量。记录各项生命指征变化。

11. 与体外循环医生确认 ECMO 流量并做好记录及每班交接工作。

12. 收拾用物，整理床单位，垃圾分类处理。

13. 洗手、记录。

【注意事项】

1. 床旁 ECMO 安装应做到团队中各环节信息畅通，监护人员相对固定可使监护工作具有连续性。

2. ECMO 是机械辅助，可造成红细胞的破坏，表现为游离血红蛋白增高，血红蛋白尿，继发肺、肝、肾等多脏器损害。护理中严密观察监控溶血指标，即游离血红蛋白、血生化、血常规、尿色、尿常常规、患者皮肤有无黄染等，做到早发现、早报告、早处理，配合医生将溶血造成的并发症降低到最小程度。

3. 准备撤除 ECMO 时，当转速小于 1.5L/h 时，遵医嘱应用肝素维持 ACT 在 300 秒左右，同时实施撤机；一旦告知停机，护士遵医嘱给予鱼精蛋白中和肝素，在 15～30 分钟内查 ACT，直至达到需要的数值。

4. 撤除 ECMO 时观察患者血流动力学变化，重点 HR、BP、氧饱和度、肺动脉压、中心静脉压、血气等，遵医嘱调态呼吸机参数及血管活性药物用量，观察血管活性药物对循环的影响。观察血气及内环境变化。

5. 加强体温监测，ECMO 运行时体温控制在 35～36℃。停机后体温极易反跳，需观察并实施护理干预。

【评分标准】

ECMO 安装护理配合考核评分标准

科室_____ 姓名_____ 职称_____ 得分_____

项目		总分	技术操作要求	评分等级				实际得分	备注
				A	B	C	D		
评估		15	1. 评估患者神志，对清醒患者进行解释并遵医嘱适当予以镇静	5	4	3	2		
			2. 评估患者生命体征，准确记录	5	4	3	2		
			3. 评估环境并迅速清理床单位，保证操作空间宽敞、洁净	5	4	3	2		
用物准备		15	1. 仪器、设备	5	4	3	2		
			2. 无菌物品	5	4	3	2		
			3. 药品	5	4	3	2		
操作过程	操作前	20	1. 洗手、戴口罩	5	4	3	2		
			2. 核对患者信息，向清醒患者做好解释工作。为患者摆好舒适体位	5	4	3	2		
			3. 无菌操作，保持环境整洁	10	8	6	4		
	操作中	40	1. 正确连接电、气源	10	8	6	4		
			2. 及时评估、记录患者生命体征变化	10	8	6	4		
			3. 正确留取血标本	10	8	6	4		
			4. 熟练使用多功能监护仪及连续心排监护仪	10	8	6	4		
	操作后	5	1. 收拾用物，整理床单位，垃圾分类处理	3	2	0	0		
			2. 洗手、记录	2	0	0	0		
评价		5	1. 无菌概念清晰	3	2	0	0		
			2. 动作迅速，操作熟练	2	0	0	0		
总分		100							

主考教师_____   考核日期_____

第六节　气管切开的护理配合

【目的】

改善术后拔管困难、呼吸衰竭、昏迷、神经系统病变、下呼吸道分泌物潴留患者的呼吸状态。

【评估】

1. 评估患者的病情。

2. 评估患者的呼吸状态。

【用物】

经皮气管切开套管一个（成人一般 7#、小儿一般 3～6#）、静脉切开包、无菌治疗巾、碘伏、无菌手套、无菌纱布、利多卡因、负压吸引器、一次性吸痰管包、气切螺旋管、寸带。

有条件的部门可根据操作要求准备专门的气管切开箱，内置所有用物，以方便取用，便于清点及管理。

【操作步骤】

气管切开过程中至少需两名护士配合（一名护士负责吸痰，另一名护士负责递用物和辅助切开）。

1. 洗手、戴口罩。

2. 带呼吸机者术前遵医嘱给予 100% 氧气吸入，提高体内氧储备。

3. 充分吸引气道及口腔分泌物。

4. 必要时遵医嘱给予镇静剂或肌松剂，使患者处于充分镇静状态。

5. 协助患者取仰卧位，将患者头部后仰，保持下颌、喉及胸骨柄上切迹成一直线，充分暴露颈部。

6. 一名护士站在操作者对侧负责吸痰。

7. 另一名护士协助医生消毒及穿好手术衣，打开无菌包，准备手术台面，合理摆放器械并在操作过程中协助医生工作。

8. 给套管气囊充气，维持气囊压力 25 ~ 30cmH$_2$O 之间。

9. 将气管切开软管与气管套管连接，连接呼吸机，观察呼吸机工作参数。

10. 用寸带固定气管套管，寸带绕过患者颈后，系于颈部侧面。寸带不宜过细过紧，以免勒伤颈部；松紧以放入两横指为宜。

11. 操作过程中如切口出血严重，会流入气道内。操作后应及时清理气道，充分吸痰，避免形成血痂，堵塞气道。

12. 根据套管形状修剪无菌纱布，用无菌纱布覆盖伤口，密切观察伤口渗出情况，有污染及时更换。

13. 整理用物，垃圾分类处理。

14. 洗手、记录、签字。

【注意事项】

1. 护士在操作过程中密切观察手术进程，及时抽吸呼吸道分泌物，保持手术视野的清晰。

2. 护士在操作过程中密切监测生命体征及血氧饱和度的变化，如有异常时，及时遵医嘱进行处理。

3. 为防止胃液或食物反流误吸引起窒息，患者鼻饲时应给予半卧位，检查并确认气囊充气良好。

4. 及时清理气道分泌物并抽吸气管套管侧孔，以防套管内分泌物掉入气道内，造成肺部感染。

【评分标准】

气管切开的护理配合考核评分标准

科室_____ 姓名_____ 职称_____ 得分_____

项目	总分	技术操作要求	评分等级				实际得分	备注
			A	B	C	D		
仪表	5	仪表端庄、服装整洁、戴口罩、洗手	5	4	3	2		

项目	总分	技术操作要求	评分等级				实际得分	备注
			A	B	C	D		
评估	5	1. 确定患者的病情	2	1	0	0		
		2. 评估患者的呼吸状态	3	2	1	0		
操作步骤	90	1. 洗手、戴口罩，用物准备齐全	5	3	0	0		
		2. 气切前遵医嘱将呼吸机氧浓度调至100%	10	8	5	2		
		3. 充分清理气道及口腔内分泌物	10	8	5	2		
		4. 患者卧位正确，颈部暴露充分	10	8	5	2		
		5. 协助医生穿手术衣、准备操作台、打开无菌包的方法正确，无污染	10	8	5	2		
		6. 气囊充气至压力适宜	5	3	0	0		
		7. 将气切软管与气管套管和呼吸机连接	10	8	5	2		
		8. 固定气管切开套管方法正确	8	5	3	0		
		9. 剪伤口敷料及使用方法正确；敷料污染后处理措施正确	10	8	5	2		
		10. 整理用物、垃圾分类处理	7	5	3	0		
		11. 洗手、记录、签字	5	3	0	0		
总分	100							

主考教师＿＿＿＿＿＿ 考核日期＿＿＿＿＿＿

第七节　微量注射泵与血管活性药物的使用

　　微量泵能够根据医嘱要求将少量药液精确、微量、均匀、持续地泵入患者体内，使药物在体内保持有效血药浓度以抢救危重患者。

【目的】

1. 控制输液速度，使药物均匀、准确、微量、持续进入患者体内。

2. 使药物在体内保持有效血药浓度。

【评估】

1. 患者病情、穿刺部位局部皮肤及输液管路是否通畅（用 5ml 空注射器回抽 2～3ml 血，然后用肝素盐水或 0.9% NS 冲净管路）。

2. 微量泵工作状态良好，有蓄电。

3. 向患者解释使用微量泵的目的。

【用物】

微量泵、电源线、50ml 注射器、一次性延长管、药物标识、治疗盘、安尔碘、棉签、免洗手消毒液、污物碗、5ml 注射器、肝素盐水。

【药物配制】

1. 洗手、戴口罩。

2. 药物配制方法

（1）血管收缩剂　患者体重的 3 倍（外科常见配制方法）。

例：配制多巴胺，患者 $60kg \times 3 = 180mg$，加入 5% GS（0.9% NS）至 50ml。$1ml/h = 1\mu g/(kg \cdot min)$

（2）血管扩张剂　患者体重（kg）$\times 0.3$

例：配制硝酸甘油，患者 $60kg \times 0.3 = 18mg$，加入 5% GS（0.9% NS）至 50ml。$1ml/h = 0.3\mu g/(kg \cdot min)$。

（3）微量泵用药物可提前 30 分钟配制待用。

3. 按无菌原则配制药液。配制后的药液在注射器及延长管固定位置上粘贴药物标识，粘贴标识以不遮挡刻度线为原则（图 2-7-1）。

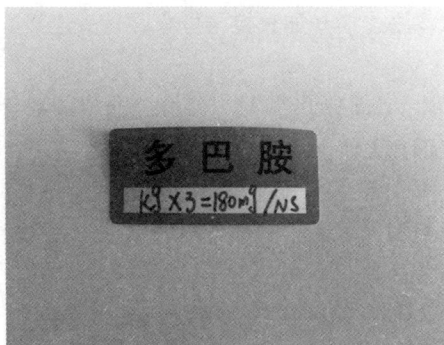

配制方法及溶剂

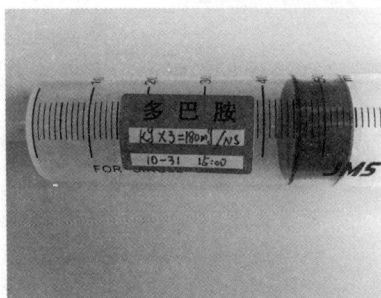

标识内容及粘贴位置

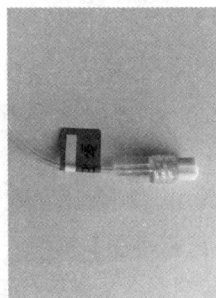

延长管与深静脉管路连接前端粘标识

图 2 - 7 - 1　患者姓名、配制方法及时间等标识粘贴位置

【操作步骤】

1. 核对医嘱，备齐用物，检查完整性及有效期。

2. 双人核对医嘱后携用物至患者床旁。

3. 核对患者信息及医嘱，观察患者循环变化，测量血压。

4. 连接电源，妥善固定/放置微量泵，打开电源开关，确认微量泵工作状态正常。

5. 将注射器固定在微量泵上，遵医嘱设定输注速度，排尽延长管内空气。

6. 再次核对患者信息、医嘱，评估患者生命体征，将一次延长管与深静脉管路连接（如直接与可来福接头连接，须先消毒接头）。

7. 按"开始（START）"键，打开三通或输液管路卡子，观察绿灯闪烁为正常工作。

8. 操作后核对患者信息、医嘱，检查微量泵管路是否通畅，微量泵是否处于工作状态，再次评估患者循环变化，测量血压，观察并询问患者感受。

9. 遵医嘱调整微量泵各项数值时，按"暂停（STOP）"键，然后按"上、下"调节键调整数值，调整完毕后按"开始（START）"键。如泵入血管活性药物时，调整微量泵数值前后需测量血压。

10. 告知患者注意事项：不可剧烈活动；不要自行搬动或者调节微量泵；有不适感觉或微量泵报警时及时通知医护人员。

11. 免洗手消毒液消手，分类清理用物。

12. 洗手，签字，做好记录。

【注意事项】

1. 观察微量泵运行情况。

2. 大剂量血管活性药物禁止从外周静脉输注。

3. 血管活性药物使用单独输注通路，禁止从血管活性药物输注通路推注其他药物。

4. 定时观察穿刺部位皮肤情况，及时发现药物外渗并做出相应处理。发现药液外渗立即停止输注，更换穿刺部位。

5. 对血管活性药依赖的患者应使用双管道微量泵更换药物，避免换药液时导致血流动力学改变。

6. 初次使用血管活性药物时，观察用药反应并做好记录。

7. 密切观察血管活性药物使用中、更换时血流动力学参数变化。患者循环波动时，调整血管活性药物速度时，需严格记录血流动力学变化参数。

8. 微量泵固定位置放置，定期充电备用。

9. 暂停状态下按两次"快进"键，快速输入量不计入总量，工作中同时按"快进"＋"总量"，快进输入量计入总量。

10. 报警指示灯闪烁："管路堵塞"——查看深静脉管路及延长管管路是否通畅。

"残留提示""注射完毕"——配制药液进行更换。

"低电压"——查看电源线连接情况，必要时更换微量泵。

【评分标准】

微量泵的使用及药物配制考核评分标准

科室_____ 姓名_____职称_____得分_____

项目	总分	技术操作要求	评分等级				实际得分	备注
			A	B	C	D		
仪表	5	仪表端庄、服装整洁	5	4	3	2		
评估	10	1. 评估病情、穿刺部位局部皮肤及输液管路是否通畅	5	3	2	1		
		2. 评估微量泵是否正常使用、蓄电情况	3	2	1	0		
		3. 向患者解释	2	1	0	0		
用物准备	6	用物准备齐全，并在有效期范围内	6	4	2	1		
微量泵使用药物配制	30	1. 洗手、戴口罩	5	3	2	0		
		2. 无菌操作、三查七对	8	6	3	1		
		3. 正确计算和配制药液	6	4	2	0		
		4. 注射器上粘贴标识位置正确，标识上内容清晰、全面	5	3	2	0		
		5. 连接注射器与延长管正确，延长管管端粘贴标识	3	2	1	0		
		6. 两人核对医嘱及药物名称、剂量	3	2	1	0		

续表

项目	总分	技术操作要求	评分等级				实际得分	备注
			A	B	C	D		
操作过程	30	1. 核对医嘱	4	3	2	0		
		2. 核对患者信息。观察患者循环指标，测量血压	8	4	2	0		
		3. 连接电源，妥善固定/放置微量泵，打开电源开关，查看微量泵工作状态	4	2	1	0		
		4. 注射器固定在微量泵上，延长管排气	3	2	1	0		
		5. 遵医嘱设定参数，确定微量泵工作正常，检查管路通畅情况	5	3	2	0		
		6. 再次核对患者信息，评估患者循环指标，测量血压	6	4	2	0		
操作后	9	1. 向患者及家属宣教微量泵使用的注意事项	3	2	1	0		
		2. 加强病情观察，发现异常及时报告医师，具有并发症的应急处理措施	3	2	1	0		
		3. 整理用物，垃圾分类，洗手，记录	3	2	1	0		
评价	10	1. 态度和蔼，与患者的沟通恰当，关爱患者	3	2	1	0		
		2. 操作规范、熟练，病情观察及时、护理到位	4	2	1	0		
		3. 提问目的、注意事项	3	2	1	0		
总分	100							

主考教师＿＿＿＿＿＿　　考核日期＿＿＿＿＿＿＿

第八节　临时起搏器的使用与护理

临时性心脏起搏是一种非永久性心脏起搏方式。为非永久性置入起搏电极的一种起搏方法。通常使用双极起搏导管电极，起搏器放置在体外，起搏电极放置时间常规为 7 天，最长不超过 4 周。

【目的及适应证】

1. 可逆性因素（如急性心肌梗死、急性心肌炎、高钾血症、药物中毒等）所致的缓慢性心律失常，包括频率缓慢的心室逸搏、有症状的二度房室传导阻滞或三度房室传导阻滞。

2. 反复出现阿－斯综合征，有永久起搏器的适应证，但因其他原因暂时不能安置永久起搏器的过渡治疗。

3. 已置入的永久起搏器失灵、电池耗竭等原因需要更换永久起搏器，又存在起搏器依赖的患者。

4. 心脏手术后留置临时起搏导线，可处理手术所致房室传导阻滞，改善心脏的血流动力学障碍。

5. 具有心律失常潜在危险的患者，在施行介入或外科手术时作为保护性措施。

【评估】

1. 安置位置和途径

心外膜临时起搏法：经静脉—心内膜起搏（股静脉穿刺、锁骨下静脉穿刺、颈内静脉穿刺）。

2. 临时起搏器设置参数：起搏频率（次/分）、输出电流（MA）、感知电压（MV）。

单腔心室起搏的心电图特点：心电图表现为心室起搏信号后紧随一宽大畸形 QRS 波。

【用物】

使用前准备好导线、电池；打开电源开关，起搏和感知指示灯亮、无低电量指示灯闪烁；遵医嘱预调起搏频率、电压和电流并连接导线。

【操作步骤】

1. 置入起搏器的患者返回病房时，交接班的重点内容包括：起搏器设置参数和起搏效果，置入途径、穿刺部位情况及其他特殊问题。

2. 术后护理要点

(1) 进行连续的心电监测，了解起搏器的工作情况。

(2) 起搏器应固定在合适位置，起搏导线与起搏器要连接紧密，防止脱开发生意外。

(3) 经常观察临时起搏器的工作状况　如：电池电量是否不足，起搏、感知功能是否良好等。

(4) 要准备好备用电池，更换电池时要有医师在场。临时起搏器电池耗竭时，更换电池的方法：选择患者自主心率较快的时机更换。如有起搏依赖现象，应先将起搏频率逐渐减慢，观察患者的自主心律能否出现，再迅速更换，或用其他临时起搏器替代后再行更换。

(5) 观察穿刺部位有无出血或血肿，每日更换敷料，防止感染。

(6) 观察生命体征、电解质水平及有无打嗝或腹肌抽动现象。

(7) 遵医嘱应用抗生素。

(8) 为避免电极脱位，要绝对卧床，对采用锁骨下静脉或颈内静脉穿刺的患者可将床头适当抬高。

(9) 对采用股静脉穿刺者，每 2 小时要做下肢的被动按摩以防止下肢深静脉血栓的形成。

(10) 起搏器使用完毕，关机时同时按 OFF 和 ON 键。

【注意事项】

1. 电池电量的判断　使用中观察低电压（LOW BATT）是否报警，如红灯闪烁说明电量不足，需更换电池。

2. 起搏功能正常的判断

(1) 起搏器有起搏信号。

（2）ECG 显示有起搏信号并与起搏器所示起搏信号相一致。

3. 常见起搏器工作指标异常

（1）起搏器电池信号灯报警。

（2）心电图或监测显示患者心率低于设定的频率。

（3）有起搏信号不起搏。

有起搏信号不起搏的常见原因：首先应考虑电池耗尽，需更换电池；其次应考虑是否起搏输出电流偏低，可适当提高起搏参数域值达到能够起搏为止。

【评分标准】

安装临时性心脏起搏器患者的护理考核评分标准

科室_____ 姓名_____ 职称_____ 得分_____

项目	总分	技术操作要求	评分等级				实际得分	备注
			A	B	C	D		
仪表	5	仪表端庄、服装整洁、戴口罩、洗手	5	4	3	2		
评估	5	1. 评估起搏器置入位置及途径 2. 评估起搏参数及效果	5	4	3	2		
操作过程	90	1. 临时起搏器使用的适应证	10	8	5	2		
		2. 临时起搏器安置位置和途径	7	5	3	1		
		3. 临时起搏器一般设置参数	6	4	2	0		
		4. 单腔心室起搏的心电图特点	5	3	1	0		
		5. 接诊置入临时起搏器的患者前，应准备的物品	10	8	5	2		
		6. 置入起搏器患者返回病房时，交接班的重点内容	10	8	5	2		
		7. 临时起搏器植入术后患者的护理要点	10	8	5	2		
		8. 判断临时起搏器工作是否正常	10	8	5	2		

续表

项目	总分	技术操作要求	评分等级				实际得分	备注
			A	B	C	D		
操作过程	90	9. 判断临时起搏器工作指标是否正常	7	5	3	1		
		10. 有起搏信号不起搏时，应考虑是哪些原因	10	8	5	2		
		11. 临时起搏器电池耗竭时应如何更换电池	5	3	0	0		
总分	100							

主考教师_____   考核日期_____

第九节 呼吸机的应用

呼吸机辅助通气是严重呼吸衰竭患者的一种生命支持和呼吸治疗的重要方法之一，广泛应用于临床各领域，是替代患者自主呼吸驱动的装置，但不能完全替代完整的呼吸功能，使用呼吸机不是病因治疗，而只是为呼吸衰竭的病因治疗争取时间和创造条件。生理学的需求和临床治疗学的需要是使用呼吸机的主要目的，如果当其病理生理学的基础不再存在时，应当及时撤离呼吸机。

【目的】

1. 改善通气与交换。

2. 缓解呼吸窘迫，降低呼吸肌的氧耗。

3. 预防或治疗肺不张。

4. 保障和维持镇静剂和肌松剂的安全应用。

【评估】

1. 完成患者病史及检查，评估患者体重及病情，了解是否存在肺部并发症及肺高压，以确定呼吸机类型及参数的设置，是否需要备呼吸机雾化吸入装置。

2. 完成术前宣教，评估患者对呼吸机使用的认知及合作程度，目前的心理状态。

3. 安装呼吸机前评估环境是否清洁，呼吸机工作是否正常。

【用物】

呼吸机、已消毒的呼吸机管路、模拟肺、一次性治疗巾、注射用水、输血器、无菌手套、免洗手消毒液、无菌纱布。

【操作步骤】

1. 呼吸机使用前的准备及安装流程

（1）做好患者的术前宣教，告知患者使用呼吸机可能出现的不适，争取积极配合。

（2）核对患者姓名及基本信息，了解患者体重及病情，选择合适的呼吸机类型。

（3）确认呼吸机是否正常使用，检查电源、气源是否连接。

（4）准备用物，确保呼吸机管路包装完整，在消毒有效期内。

（5）洗手、戴口罩。

（6）按无菌操作原则及流程安装呼吸机管路、给湿化罐加入蒸馏水。

（7）根据患者情况调试呼吸机参数，检查后调至待机状态（标识牌注"检查备用"），签名、写时间。

（8）将呼吸机管路 Y 型接口与膜肺连接并悬挂于呼吸机臂架上。

（9）手术室护士推 ICU 床时应打开呼吸机，将屏幕调至波形界面，并确认呼吸机工作正常。

（10）患者返回 ICU 时立即连接呼吸机，双人口述确认呼吸机工作正常，患者胸廓起伏正常，（标识牌注"使用中"）。

2. 呼吸机使用中的护理

（1）熟练掌握血气正常值，需要时根据医嘱调整呼吸机参数。

（2）严密观察气管插管的位置，每班测量门齿距气管插管距离，异常时配合医生进行调整。

（3）在患者血流动力学稳定的情况下，每两小时翻身拍背一次。

（4）吸痰时动作要轻柔，避免损伤气道；严格无菌操作，防止交叉感染。

（5）定时做好口鼻咽腔护理，预防细菌下行至肺内。

（6）加强呼吸道温、湿化管理，避免痰液黏稠不易咳出而引起感染。

（7）若遇特殊感染患者，行全气道封闭式管理。

（8）机械通气时，集水瓶不可倒置，冷凝水要及时倒掉，并进行无害化处理。

（9）预防误吸的发生，床头抬高30°~45°；交接班时测量气管插管气囊压力；鼻饲患者定时评估胃内容物的量，预防反流导致的误吸。

（10）普通患者使用的呼吸机管路需一周更换，VAP患者使用的管路需72小时更换，并注明"感染，送供应室消毒"。

（11）撤除呼吸机时应确认患者神志清醒，握手有力；循环功能稳定，生命体征平稳，末梢循环好，尿不少，引流液不多。血气、电解质指标正常，无酸中毒。胸片正常，自主呼吸有力，无发绀、呼吸困难等表现。呼吸机参数在正常范围内，氧浓度≤50%，PEEP≤0~2cmH_2O。

（12）拔出气管插管松套囊前，须清洁口、鼻、咽腔分泌物，避免分泌物逆流入肺引发感染。

3. 撤除呼吸机后的护理

（1）密切观察生命体征，30分钟后查血气。

（2）观察意识恢复情况，如发现患者意识不清、舌后坠、低氧或二氧化碳潴留，应立即通知医生进行面罩加压给氧或行二次插管。

（3）呼吸机管路送供应室消毒，感染患者呼吸机管路及呼气阀与过滤器均用无字黄袋双扎后送供应室用环氧乙烷消毒，并注明："感染"。

呼吸机安装及撤除操作流程

评估→备物→安装操作→连接核对→病情观察、护理→记录→交接班→撤机后观察及管道处理。

【注意事项】

1. 安装呼吸机管路应在铺好的麻醉床上进行。

2. 确认吸气口与呼气口的位置，以防接反。

3. 介于湿化罐和 Y – 接口之间的气管总长度不短于 1.1m，否则有烫伤患者气道的危险。

4. 使用湿化罐时不要同时使用人工鼻加温，这可能产生凝集，有增加气道阻力的危险。

【评分标准】

呼吸机的使用考核评分标准

科室_____　姓名_____　职称_____　得分_____

项目		总分	技术操作要求	评分等级				实际得分	备注
				A	B	C	D		
评估		10	1. 环境是否清洁，呼吸机工作是否正常	5	4	3	2		
			2. 了解患者是否存在肺部并发症及肺高压	5	4	3	2		
操作前准备		10	1. 用物准备：呼吸机、已消毒的呼吸机管路、模拟肺、一次性治疗巾、注射用水、输血器、无菌手套、免洗手消毒液、无菌纱布	5	4	3	2		
			2. 患者准备：了解患者姓名、床号及体重，检查电源、气源及物品有效期	5	4	3	2		
操作过程	装机操作	20	1. 洗手、戴口罩	5	4	3	2		
			2. 按无菌操作安装呼吸机	5	4	3	2		

续表

项目		总分	技术操作要求	评分等级				实际得分	备注
				A	B	C	D		
操作过程	装机操作	20	3. 装机、调整参数后请领班检查，挂标识牌	5	4	3	2		
			4. 患者返回 ICU 时双人核对患者胸廓起伏及呼吸机工作是否正常，翻标识牌、签名	5	4	3	2		
操作过程	使用中的护理	35	1. 定时体疗	5	4	3	2		
			2. 定时口鼻咽腔冲洗	5	4	3	2		
			3. 定期更换管道并按要求送供应室消毒	5	4	3	2		
			4. 床头抬高 30°~45° 每班测量气囊压力	5	4	3	2		
			5. 集水罐保持直立状态，冷凝水要倒在指定的消毒液装置内	5	4	3	2		
			6. 吸痰时严格无菌操作	5	4	3	2		
			7. 明确拔除气管插管指征	5	4	3	2		
	撤机后的护理	15	1. 密切观察生命体征，30 分钟后查血气	5	4	3	2		
			2. 观察患者意识状态、有无舌后坠、低氧或二氧化碳潴留等情况	5	4	3	2		
			3. 感染患者呼吸机管路及配件按规定送供应室消毒	5	4	3	2		
评价		10	1. 条理清楚，重点突出	5	4	3	2		
			2. 操作规范，无菌观念强	5	4	3	2		
总分		100							

主考教师＿＿＿＿＿＿＿＿　　考核日期＿＿＿＿＿＿＿＿

第三章

抢救技术及配合

第一节　心肺复苏技术

一、成人 CPR

CPR（cardiopulmonary resuscitation）是对任何原因引起的心搏骤停患者所采取的一项现场急救技术，措施是将胸外按压和人工呼吸相结合以达到优化循环和氧合的目的，内容包括：迅速识别判断；启动急救医疗服务（EMS）系统/呼救；实施 CPR 中的 C、A、B、D（即对心脏停搏者进行胸外按压；开放气道；进行人工呼吸；应用体外除颤器对心室颤动和无脉搏室性心动过速者除颤）。

【目的】

支持基础生命活动，迅速给重要脏器供氧。

【评估】

1. 意识：采取轻拍或摇动患者并大声呼叫患者，观察患者反应。

2. 呼吸：检查患者是否无呼吸或非正常呼吸。

3. 胸外按压前检查患者有无颈动脉搏动。

【用物】

简易呼吸器、胸外按压板、免洗手消毒液、特护记录单。

【操作步骤】

1. 快速识别：施救者在患者身旁，检查反应和呼吸情况，并快速做出判断。可采取轻拍或摇动患者，大声呼叫："您怎么了？"同时检查患者是否无呼吸或非正常呼吸（仅有喘息）。

2. 启动 EMS 系统：当判断患者无反应且无有效呼吸时，迅速呼叫，让其他医护人员推除颤器和抢救车并过来参与抢救。

3. 实施 CPR 中的 C（胸外按压）、A（开放气道）、B（人工呼吸）、D（除颤）。

（1）胸外按压

①患者的体位：为实施 CPR，判断复苏效果，应使患者仰卧在坚固的平面上，如果患者面朝下，应把患者整体翻转，即头、颈、肩、躯干始终保持在同一个轴面上。将双上肢放置身体两侧。一般情况下应尽量就地实施抢救，而不先搬动患者。一定要搬动时，则应做好一切准备后，停止心肺复苏立即搬动，中断时间越短越好。

②评估：在开始胸外按压之前，医护人员可检查患者有无颈动脉搏动，评估时间不能超过 10 秒。如在 10 秒内不能确定有无脉搏，即可开始胸外按压。儿童/婴幼儿如果有脉搏，但每分钟脉搏低于 60 次，且有低灌注表现（苍白、发绀），即使有呼吸，也要立即进行胸外按压。非专业人员无需判断动脉搏动，可立即开始胸外按压。

③进行胸外按压：有效的胸外按压是 CPR 产生血流的基础。

a. 按压位置：胸骨中下 1/3 处。

b. 常规定位方法：两乳头连线中点水平。这一方法最快捷，有利于更快速地实施按压。乳房下垂患者可使用肋缘定位法：用手指按压在靠近急救者一侧患者的胸廓下缘，手指向中线滑动，找到肋骨与胸骨的连接处，将另一只手的手掌紧贴定位手指放在患者胸骨的下半部，定位手的手掌重叠放在这只手背上。

c. 按压方法：手掌跟部长轴与胸骨长轴确保一致，两手互叠，上面手的手指插入下面手的指缝扣紧，下面手的手指翘起，注意不要接触胸壁。肘关节伸直，上肢呈一直线，双肩正对双手，以保证每次按压的方向与胸骨垂直，手掌全力压在胸骨上，可避免发生肋骨骨折，不要按压剑突。下压后完全放松，使胸骨充分回弹到按压前的位置。按压放松的比例为1∶1。放松时双手不要离开胸壁，保持双手位置固定。

d. 按压深度：对正常体形的成年患者，按压幅度至少要达到5cm。

e. 按压频率：至少每分钟100次。

（2）开放气道

①开放气道的原因：患者无意识时，肌张力下降，舌体和会厌可能把咽喉部阻塞。舌又是造成呼吸道阻塞最常见的原因，因为舌附在下颌上，因此把下颏向上抬，即舌离开咽喉部，使气道打开。

②开放气道的方法

a. 仰头抬颏法：把一只手放在患者前额，用手掌把额头用力向后推，使头部向后仰，另一只手的手指放在下颌骨处，向上抬颏，使牙关紧闭，下颏向上抬动。勿用力压迫下颌部软组织，否则有可能造成气道梗阻。如果患者义齿松动，应取下，以防脱落阻塞气道。

b. 托颌法：把手放置在患者头部两侧，肘部支撑在患者躺的平面上，握紧下颌角，向上托下颌。当医护人员怀疑患者颈部脊髓损伤时，应使用此法。但当使用此法仍不足以打开气道时，为不延误抢救，应换用仰头抬颏法。

（3）人工呼吸

①评估呼吸：检查患者发生心搏骤停时可同时快速查看呼吸，实施第一轮胸外按压后，直接开放气道，进行人工呼吸。

②进行有效的人工呼吸：有效的标准为每次吹气可见明显的胸部起伏。成年人参考通气量：6～7ml/kg（500～600ml）。可根据情况选择以下的通气方式。

a. 口对口呼吸：是一种快捷有效的通气方法，呼出气体中的氧气足以满足患者需求。人工呼吸时，捏住患者的鼻孔，防止漏气，急救者用口唇把患者的口全罩住，呈密封状，缓慢吹气，每次吹气应持续 1 秒以上，确保患者胸廓起伏。

b. 口对鼻呼吸：口对口呼吸难以实施时应采用口对鼻呼吸，尤其是患者牙关紧闭不能开口、口唇创伤时。

c. 口对口鼻呼吸：主要适用于抢救婴幼儿。操作时抢救者应使患儿的口及鼻孔均开放，用自己的口包住婴幼儿的口及鼻做吹气。

d. 口对气管套管呼吸：对气管插管或气管切开患者，可采用口对气管套管呼吸。

e. 口对面罩呼吸：用面罩通气时双手把面罩紧贴患者面部，做到闭合性好，通气效果好。一种是头部法，托下颌时多采用此法；一种是头侧法，仰头抬颌法时多用此法。

f. 球囊面罩（简易呼吸器）呼吸：单人操作时，急救者位于患者头顶，打开气道后，一手压住面罩（可用 EC 法），一手挤压球囊，观察通气是否充分（胸部有明显起伏）。双人球囊 – 面罩通气时，一人双手压住面罩，另一人挤压球囊。无胸外按压的人工通气，成年人每分钟 10～12 次，儿童及婴幼儿每分钟 12～20 次。

③按压通气比：在人工气道建立之前，成年人 CPR，无论是单人，还是双人，按压通气比都要求为 30∶2；儿童及婴幼儿的CPR，单人 CPR 按压通气比为 30∶2，双人 CPR 按压通气比为15∶2。当建立高级气道后（如气管插管），人工通气不再必要与胸外按压按比例配合，可按每分钟 8～10 次进行人工通气。

（4）电除颤：大多数成人突发非创伤性心搏骤停的原因是心室颤动，对这些患者除颤时间的早晚是决定能否存活的关键。指南 2015 推荐所有年龄段患者（成年人、儿童、婴幼儿）发生心室颤动和无脉搏室速时，均应快速进行电除颤治疗。院内急救一般使用手动除颤器，院外急救可使用自动体外除颤器（AEDS），因其可自动分析心律失常，识别室颤，操作更加简便。

①除颤指征：心室颤动；无脉搏室速。

②除颤的时机：当有除颤器在场的情况下，任何人目击患者突然意识丧失并可见心电显示为室颤的情况下，应立即除颤。如在患者发生意识丧失、心室颤动到获得除颤器之间有一段时间间隔，则应先实施 CPR，直至除颤器到位后再开始除颤。如果无人目击患者何时意识丧失，应先实施 CPR，除颤器到位后评估心律，需要除颤则立即除颤。

③操作步骤：见"非同步电复律"章节。

④在进行一次电除颤后立即恢复心肺复苏，而不要管患者心律是否恢复。因室颤终止后，患者大多会出现数分钟的非灌注型节律（PEA 或停搏），恰当的措施是立即进行 CPR。继续进行 5 个周期的 CPR 后，对患者进行评估并确定下一步的措施。

⑤5 个周期的 CPR 后，如评估患者的心律仍未恢复，则再次进行除颤，接下来的电击能量应相当或大于前一次的电击能量，成年人最大能量不应超过除颤器的最大额定能量，即双向波除颤器 200J，单向波除颤器 360J；儿童及婴幼儿不应超过 10J/kg。

⑥重新评估：行 5 个按压/通气周期（约 2 分钟）后，重新评估患者的呼吸和循环状况，评估时间不超过 10 秒。如仍无呼吸和循环体征，继续行 CPR。以后每隔 2 分钟评估一次呼吸和循环，如恢复循环、呼吸、摆好体位，继续行 ACLS 和后续治疗。操作完毕，洗手、记录。

【注意事项】

1. 按压者的更换　多个复苏者时，可每 2 分钟更换按压者，换人时间应在 5 秒钟内完成，以保证高质量有效的胸外按压。

2. 胸外按压的并发症　胸外按压可产生肋骨骨折、肋骨胸骨剥离、血胸、气胸、血气胸、内脏损伤等并发症，应注意保持正确的按压位置和手法，尽量避免发生。

3. 人工呼吸的并发症　胃胀气和胃内容物反流，造成误吸、窒息。为避免胃胀气，强调缓慢吹气（每次至少 1 秒），不要过度通气。

4. 心肺复苏的有效指征 可触及大动脉搏动，肱动脉收缩压大于 60mmHg；面色、口唇、甲床、皮肤等处色泽转为红润；散大的瞳孔缩小；吹气时可听到肺泡呼吸音或有自主呼吸，呼吸改善；意识逐渐恢复，昏迷变浅，可出现反射或挣扎；有小便出现；ECG 检查有波形改变。

【评分标准】

成人单人心肺复苏技术操作评分标准

科室_____ 姓名_____ 职称_____ 得分_____

项目	总分	技术操作要求	评分等级				实际得分	备注
			A	B	C	D		
仪表	3	仪表端庄，服装整洁	3	0	0	0		
判断	6	1. 判断患者意识方法正确	2	1	0	0		
		2. 快速查看患者有无正常呼吸（无呼吸或临终呼吸视为无正常呼吸）	2	1	0	0		
		3. 呼救，记录时间	2	1	0	0		
评估循环	4	触摸颈动脉搏动方法正确（位置正确，时间5~10秒）	4	2	1	0		
胸外按压（C）	35	1. 复苏体位正确（背部垫木板或平卧于地上）	5	2	0	0		
		2. 操作者体位正确（跪或站式，紧靠一侧）	3	0	0	0		
		3. 暴露胸廓，按压部位正确（乳头连线中点）	5	0	0	0		
		4. 按压方法正确（两手相叠，手指相扣；按压手五指翘起，不接触胸壁；掌跟部长轴与胸骨长轴保持一致；上臂垂直于胸骨）	8	4	3	0		

续表

项目	总分	技术操作要求	评分等级				实际得分	备注
			A	B	C	D		
胸外按压（C）	35	5. 按压力量均匀，幅度适度（胸骨下陷≥5cm）	6	4	2	0		
		6. 按压频率 >100 次/分	5	0	0	0		
		7. 按压与放松时间相等，胸廓完全回弹	3	0	0	0		
开放气道（A）	15	1. 必要时松解患者衣领、腰带	2	0	0	0		
		2. 必要时清除口、鼻腔分泌物，有假牙松动时取下假牙	3	2	1	0		
		3. 打开气道方法正确（仰头抬颏法）	5	3	1	0		
简易呼吸器人工呼吸（B）	28	1. 简易呼吸器大小合适，连接正确	4	2	0	0		
		2. 面罩放置位置正确	3	0	0	0		
		3. 使用 E－C 法固定面罩	5	0	0	0		
		4. 每次吹气时间准确（>1 秒）	5	2	0	0		
		5. 吹气有效（胸部明显起伏）	8	5	3	0		
		6. 按压通气比正确（30:2）	3	0	0	0		
阶段评估	6	1. 行 5 个循环 CPR 后评估脉搏、呼吸，时间 5～10 秒	3	1	0	0		
		2. 患者未恢复循环、呼吸，继续行 CPR；已恢复循环、呼吸，摆好体位，继续行 ACLS 和后续治疗	3	0	0	0		
评价	3	动作迅速、准确、有效；操作程序正确	3	2	1	0		
总分	100							

主考教师＿＿＿＿＿＿　　　考核日期＿＿＿＿＿＿

二、儿童 CPR

【目的】

支持基础生命活动，保证重要脏器供氧。

【评估】

1. 环境：是否安全。
2. 意识：采取轻拍并大声呼叫患儿，观察患儿反应。
3. 呼吸：检查患儿是否无呼吸或仅有喘息。
4. 胸外按压前检查患儿有无肱动脉搏动。

【用物】

简易呼吸器、胸外按压板、免洗手消毒液、特护记录单。

【操作步骤】

1. 快速识别：施救者在患儿身旁，检查反应和呼吸情况，并快速做出判断。可采取轻拍患儿，同时检查患儿是否无呼吸或仅有喘息。

2. 启动 EMS 系统：当判断患儿无反应且无呼吸时，迅速呼叫，让其他医护人员推除颤器和抢救车并过来参与抢救。记录时间。

3. 实施 CPR 中的 C（胸外按压）、A（开放气道）、B（人工呼吸）、D（除颤）。

（1）胸外按压

1）体位：为实施 CPR，判断复苏效果，使患儿仰卧在坚固的平面上。如果患儿面朝下，应把患儿整体翻转，即头、颈、肩、躯干始终保持在同一个轴面上。将双上肢放置身体两侧。一般情况下应尽量就地实施抢救，而不先搬动患儿。一定要搬动时，则应做好一切准备后停止心肺复苏立即搬动，中断时间越短越好。

2）评估：在开始胸外按压之前，医护人员可检查患儿有无肱动脉搏动（将 2 或 3 根手指轻轻按在婴儿的上臂内侧，肘和肩膀之间），评估时间不能超过 10 秒。如在 10 秒内不能确定有无脉搏，即可开始胸外按压。如果有脉搏，但每分钟脉搏低于 60 次，且有低灌注表现（苍白、发绀），即使有呼吸，也要立即进行胸外按压。

3）进行胸外按压：有效的胸外按压是 CPR 产生血流的基础。婴儿胸部按压幅度约 4cm 或至少为胸壁前后径的 1/3。儿童胸廓按压幅度至少为胸部前后径的 1/3，大约 5cm，按压手法为将双手或一只手放在胸骨的下半部，其他同成人 CPR。

①双指胸部按压技术（单人施救首选）。

a. 将婴儿置于坚硬、平坦的平面。

b. 将 2 根手指放在婴儿胸部中央，乳线正下方。不要按压胸骨末端。

c. 用力快速按压。给予胸外按压时，应当将婴儿的胸骨按下大约其胸部厚度的 1/3（大约 4cm），以至少每分钟 100 ~ 120 次的平稳方式进行按压。

d. 每次按压结束后，确保胸壁完全回弹。胸部回弹使血液流入心脏，是胸外按压产生血流所必需的，胸部回弹不完全将减少由胸外按压所产生的血液流动。胸部按压和胸部回弹/放松时间应该大致相同。

e. 应尽量减少胸外按压中断。

f. 单人施救按压 – 通气比例 30∶2。

②双拇指环绕胸外按压法（双人施救首选）。

a. 将两个拇指并排放在婴儿胸部中央的胸骨下半部。在非常小的婴儿中，拇指的放置可以重叠。

b. 用双手环绕婴儿的胸部并以其余手指支撑婴儿的背部。

c. 用手环绕患儿胸部，使用两个拇指将胸骨按下，幅度及频率同双指按压法。

d. 每次按压后，完全释放胸骨的压力，让胸壁完全回弹。

e. 每 15 次按压之后，暂停片刻以便让第二名施救者给予 2 次人工呼吸，每次呼吸应使胸廓隆起。

f. 双人施救按压与通气比例为 15∶2。

g. 每 5 个循环，大约 2 分钟交换一次角色，避免施救者疲劳。交换用时不要超过 5 秒。

按压频率：每分钟 100～120 次。

（2）开放气道

同成人 CPR。

（3）人工呼吸

同成人 CPR。

（4）电除颤

2015《心肺复苏及心血管急救指南更新》建议所有年龄段患者（成人、儿童、婴儿）发生室颤时均应快速进行电除颤，婴儿电除颤首选使用手动除颤器。具体操作同成人 CPR。

【评分标准】

儿童单人心肺复苏技术操作评分标准

科室_____ 姓名_____ 职称_____ 得分_____

项目	总分	技术操作要求	评分等级				实际得分	备注
			A	B	C	D		
仪表	3	仪表端庄，服装整洁	3	0	0	0		
判断	6	1. 判断患儿意识方法正确	2	1	0	0		
		2. 快速查看患儿有无呼吸或仅有喘息	2	1	0	0		
		3. 呼救，记录时间	2	1	0	0		
评估循环	4	触摸肱动脉搏动方法正确（位置正确，时间 5～10 秒）	4	2	1	0		
胸外按压（C）	35	1. 复苏体位正确（背部垫木板或平卧于地上）	5	2	0	0		
		2. 操作者体位正确（跪或站式，紧靠一侧）	3	0	0	0		
		3. 暴露胸廓，按压部位正确（乳头连线中点下一指）	5	0	0	0		

续表

项目	总分	技术操作要求	评分等级				实际得分	备注
			A	B	C	D		
胸外按压（C）	35	4. 按压方法正确（二指法，手指垂直于胸骨）	8	0	0	0		
		5. 按压力量均匀，幅度适度（胸骨下陷≥5cm）	8	5	3	0		
		6. 按压频率>100~120次/分	5	0	0	0		
		7. 按压与放松时间相等，胸廓完全回弹	3	0	0	0		
开放气道（A）	15	1. 必要时松解患者衣领、腰带	2	0	0	0		
		2. 必要时清除口、鼻腔分泌物	3	2	1	0		
		3. 打开气道方法正确（仰头抬颏法）	5	3	1	0		
简易呼吸器人工呼吸（B）	28	1. 简易呼吸器大小合适，连接正确	4	2	0	0		
		2. 面罩放置位置正确	3	0	0	0		
		3. 使用 E－C 法固定面罩	5	0	0	0		
		4. 每次吹气时间准确（>1秒）	5	2	0	0		
		5. 吹气有效（胸部明显起伏）	8	5	3	0		
		6. 按压通气比正确（30:2）	3	0	0	0		
阶段评估	6	1. 行5个循环CPR后评估脉搏、呼吸，时间5~10秒	3	1	0	0		
		2. 患者未恢复循环、呼吸，继续行CPR；已恢复循环、呼吸，摆好体位，继续行ACLS和后续治疗	3	0	0	0		
评价	3	动作迅速、准确、有效；操作程序正确	3	2	1	0		
总分	100							

主考教师_____　　　　　　考核日期_____

第二节 电除颤与同步电复律

一、电除颤

非同步电复律（unsynchronized cardioversion）又称为电除颤（defibrillation）是指在任意时间瞬间给心脏通入高压强电流，使心肌细胞瞬间同时除极，消除异位快速心律失常，这样就有可能让自律性最高的窦房结重新起搏心脏，控制心搏转复为窦性心律。2015年国际心肺复苏指南指出及早实施电除颤是治疗室颤型心搏骤停的决定性手段。电除颤包括体外除颤和心内除颤两种。临床上大多数电除颤为体外电除颤。

【目的】

瞬间给心脏通入高压强电流，使心肌细胞瞬间同时除极，消除异位快速心律失常，使之恢复窦性心律。电除颤适用于心室颤动和心室扑动及无脉性室性心动过速的治疗。

【评估】

1. 评估患者所处环境是否安全，是否存在安全隐患。如果患者在水中，请将患者从水中拉出，切勿在水中使用除颤器。患者躺在雪地上或小水坑中可以使用除颤器。

2. 评估患者心律失常的类型。有心电监测的患者通过心电监测即刻识别患者心律失常的类型，无心电监测的患者尽快使用除颤器评估患者心律失常的类型。

3. 评估患者除颤部位（胸骨右缘第二、三肋间及左侧腋中线第五肋间）皮肤是否完整、干燥及过多胸部毛发，是否有永久起搏器等仪器植入。

4. 评估患者周围是否存在开放性的氧源。

【用物】

除颤器、导电糊、纱布、免洗手消毒液、电极片、备皮刀。

【操作步骤】

1. 洗手、戴口罩。

2. 治疗前的护理

（1）操作前检查仪器性能，备好抢救物品。

（2）评估带有心电监护患者的心律是否为室颤。

（3）将患者置于坚硬的平面上，为患者取复苏体位，左臂外展，解开衣服，评估患者皮肤是否完整、干燥，有无过多胸部毛发及膏药等，评估患者是否有起搏器、体内电复律除颤器等仪器植入。如除颤部位毛发过多则予以备皮。如果患者胸部有很多水，将妨碍对心脏释放足够的电击能量，应迅速擦拭胸部。如贴有膏药等先将其除去并将该处皮肤擦拭干净。当 ICD 正在对患者施以电击（患者的肌肉以类似于手动除颤电击后所观察的方式收缩），等待 30~60 秒使 ICD 完成治疗周期，再使用除颤器。

3. 治疗时的护理

（1）开机，选择"paddles"模式，确认除颤方式是否为"非同步"（通常显示屏上无特殊显示即为非同步，同步方式显示为"Syn"）。

（2）8 岁及以上患者选用成人电极板，小于 8 岁患者选择儿童电极板。电极板涂导电糊或垫盐水纱布，使电极板与胸部皮肤紧密接触，以减少皮肤阻力，易于导电，防止皮肤被电灼伤。

（3）选择合适电量，充电。首次能量设置：成人除颤，最初的能量设置为双相波除颤器 120~200J，单相波除颤器 360J，如果除颤器单相和双相标注不明就设定为 200J。儿童/婴儿除颤，首次能量设置为 2J/kg。

（4）一个电极板位于胸骨右缘 2~3 肋间，另一个电极板（有充电电钮）位于左侧腋中线第五肋间（乳房左侧）。两个电极板相距约 10~15cm，每个电极板上的压力相当于 10kg 的压力，使电极板与患者皮肤密切接触。对装有起搏器的患者，应避免将电极板放置于仪器附近（10cm），除颤后应监测起搏器的工作状态。

（5）再次确认患者心律为室颤，确认开放氧源关闭。

（6）大声说"我要放电了，我没有接触患者，大家也不要接触患者"。确保没有人接触患者后，给予电极板 10kg 的压力，按下放电按钮。

（7）电除颤后立即恢复 CPR，5 个 CPR 周期或约 2 分钟后，再次分析心律，如需除颤再重复以上的除颤步骤。接下来的电击能量应相当或大于前一次的电击能量，成人最大能量不应超过除颤器的最大额定能量；儿童及婴儿不应超过 10J/kg。

4. 治疗后护理

（1）除颤成功后清洁皮肤，评估皮肤有无电灼伤。

（2）整理患者衣物，取舒适卧位，给予高级生命支持。

（3）整理好除颤器，除颤器充电备用，洗手、记录。

【操作流程】

备物→评估心律→取复苏体位→评估皮肤及有无起搏器植入→开机→选择"paddle"模式→确认"非同步"→涂导电糊/垫盐水纱布→选择电量→充电→放置电极板→再次确认心律→确认氧气关闭→确认所有人员未接触患者→放电→行五个周期 CPR→评估心律→清洁、评估皮肤→整理衣物→取舒适体位→整理除颤器、充电→洗手→记录。

【注意事项】

1. 患者在水中，请将患者从水中拉出，切勿在水中使用除颤器。患者躺在雪地上或小水坑中可以使用除颤器。

2. 放电前评估皮肤并根据情况予以相应的处理，以免发生电灼烧。确认患者有无起搏器、体内电复律除颤器等仪器植入，以避免除颤电极板距离器械太近影响仪器性能。

3. 开机后一定确认"非同步"，除颤前需再次确认患者心律。

4. 除颤前要确保所有人员离开患者，以避免意外触电。除颤前确认开放的氧源关闭，避免除颤时起火。

5. 电极板要均匀涂抹导电糊或垫盐水纱布，除颤时要给予电极板 10kg 的压力，使电极板予皮肤紧密接触，减少阻力，易于导电，避免发生电灼伤。

6. 首次能量设置：成人除颤，最初的能量设置为双相波除颤器 120~200J，单相波除颤器 360J，如果除颤器单相和双相标注不明就设定为200J。儿童及婴儿除颤,首次能量设置为2J/kg。再次除颤时电击能量应相当或大于前一次的电击能量,成人最大能量不应超过除颤器的最大额定能量;儿童及婴儿不应超过10J/kg。

【评分标准】

电除颤护理技术操作评分标准

科室_____ 姓名_____ 职称_____ 得分_____

项目	总分	技术操作要求	评分等级				实际得分	备注
			A	B	C	D		
仪表	4	仪表端庄、服装整洁	4	3	2	1		
评估	16	1. 评估环境是否安全	4	0	0	0		
		2. 评估患者心律失常的类型	4	0	0	0		
		3. 评估患者皮肤及有无仪器植入	6	4	2	0		
		4. 评估是否有开放氧源	2	0	0	0		
操作前准备	8	1. 检查仪器性能,备好抢救物品	4	2	0	0		
		2. 为患者取复苏体位,解开衣服	4	2	0	0		
操作过程	40	1. 除颤器到位,开机。确认复律方式为"非同步"	5	0	0	0		
		2. 电极板涂导电糊或垫盐水纱布	5	3	0	0		
		3. 选择合适电量,充电	5	3	2	0		
		4. 电极板放置位置准确,与患者皮肤紧密接触	8	4	0	0		
		5. 再次评估患者心律仍未室颤,氧源关闭	4	2	0	0		
		6. 操作者及床旁所有人员身体避开床缘	4	2	0	0		
		7. 按放电按钮放电	4	0	0	0		
		8. 行5个周期的CPR,然后评估除颤效果	5	0	0	0		

续表

项目	总分	技术操作要求	评分等级				实际得分	备注
			A	B	C	D		
操作后	16	1. 清洁患者皮肤，并评估	4	2	0	0		
		2. 整理患者衣物，摆舒适体位，给予高级生命支持	4	2	0	0		
		3. 整理除颤器，除颤器充电备用	4	2	1	0		
		4. 洗手、记录	4	2	0	0		
评价	16	1. 操作规范、熟练，病情观察及时、护理到位	4	2	0	0		
		2. 记录及时准确规范，签名清楚	2	1	0	0		
		3. 提问目的、注意事项	10	8	6	4		
总分	100							

主考教师＿＿＿＿＿＿　　考核日期＿＿＿＿＿＿

二、同步电复律

心脏电复律是终止各种快速性心律失常和心室颤动的一种最有效的方法。心脏电复律可分为同步电复律和非同步电复律两种方式。同步电复律指以患者自身的心电信号为触发标志（通常是用心电图 R 波作为同步触发标志），同步瞬间发放高能电脉冲，使某些异位性快速心律失常转复为窦性心律。适用于心室颤动以外的快速异位心律失常。非同步电复律又称为电除颤（Defibrillation），是指应用瞬间高能电脉冲对心脏进行紧急非同步电击。非同步电复律用于心室颤动和心室扑动的治疗。由于心室颤动时，心电图的 R 波消失，无法识别触发标志，故只能使用非同步电复律。

【目的】

在极短暂的时间内给心脏通入高压强电流，使心肌瞬间同时除极，消除异位快速心律失常，使之恢复窦性心律。

【评估】

1. 环境：是否安全，切勿在水中使用除颤器。

2. 除颤部位皮肤：是否完整、干燥，有无永久起搏器植入。

3. 评估患者心律、脉搏：有脉室速可触及到患者脉搏，无脉室速则不可触及到患者脉搏。

4. 评估患者心律失常类型：心室颤动、心室扑动、无脉室速、多形性室速应使用非同步电复律；心房颤动、室上速、有脉室速应使用同步电复律。有心电监测的患者通过心电监测即刻识别患者心律失常的类型，无心电监测的患者尽快使用除颤器评估患者心律失常类型。

5. 评估患者周围是否存在开放性的氧源或患者有无氧气吸入。

【用物】

除颤器（备用状态）：电量充足，连线连接紧密，用物齐全（有条图纸、导电糊、电极片、纱布、导联线），时间已校对，仪器自检、充放电实验及同步实验已通过。

【操作步骤】

以同步电复律为例

1. 仪表、服装整洁。操作前检查仪器性能，备好抢救物品。

2. 评估患者意识，若有意识则准备镇静药物。

3. 评估患者心律。

4. 为患者取复苏体位，左臂外展，解开衣服。评估患者皮肤是否完整、干燥，有无永久起搏器植入。

5. 除颤器到位，除颤器处于备用状态。开机，选择电复律方式为"同步"（通常显示屏上无特殊显示即为非同步，同步方式显示为"Syn"）。

6. 电极板均匀涂导电糊。

7. 遵医嘱选择合适电量，充电。

8. 电极板放置位置准确（标有"胸骨"的电极板放在胸骨右缘2~3肋间，标有"心尖"的电极板放在左侧腋中线第五肋间）。对装有永久起搏器的患者，要避开起搏器至少10~15cm，与患者皮肤密切接触。

9. 再次评估患者心律。

10. 操作者提醒自己及床旁所有人员身体避开床缘。

11. 关闭氧源。

12. 按放电钮放电（给予电极板约 10kg 的压力）。

13. 行 5 个周期 CPR，然后评估电复律效果。

14. 电复律成功后整理患者衣物，取舒适卧位，评估皮肤有无电灼伤并清洁。

15. 整理好除颤器，除颤器充电备用，洗手、记录。

以非同步电复律为例

1. 发现患者心律为室颤。

2. 为患者取复苏体位，左臂外展，解开衣服。评估患者皮肤是否完整、干燥，有无永久起搏器植入。

3. 除颤器到位，除颤器处于备用状态。开机，默认电复律方式为"非同步"，确认"PADDLES"导联。

4. 电极板均匀涂导电糊。

5. 遵医嘱选择双相 200 焦耳，充电

6. 电极板放置位置准确（标有"胸骨"的电极板放在胸骨右缘 2～3 肋间，标有"心尖"的电极板放在左侧腋中线第五肋间）。对装有永久起搏器的患者，要避开起搏器至少 10～15cm，与患者皮肤密切接触。

7. 再次评估患者心律。

8. 操作者提醒自己及床旁所有人员身体避开床缘。

9. 关闭氧源。

10. 按放电钮放电（给予电极板约 10kg 的压力）。

11. 行 5 个周期 CPR，然后评估电复律效果。

12. 电复律成功后整理患者衣物，取舒适卧位，评估皮肤有无电灼伤并清洁。

13. 整理好除颤器，除颤器充电备用，洗手、记录。

【注意事项】

1. 保证环境安全，切勿在水中使用除颤器。

2. 电复律前后需给患者使用麻醉机吸氧。

3. 电极板要均匀涂抹导电糊或垫盐水纱布，除颤时要给予电极板 10kg 的压力，使电极板予皮肤紧密接触，减少阻力，易于导电，避免发生电灼伤。禁止使两个电极板相互摩擦以达到均匀涂抹导电糊的目的。

4. 对于意识清醒的患者应先给与镇静药物，再予以电复律。

5. 首次能量设置：成人除颤，最初的能量设置为双相波除颤器 120～200J，单相波除颤器 360J，如果除颤器单相和双相标注不明就设定为 200J。儿童/婴儿除颤，首次能量设置为 2J/kg。再次除颤时电击能量应相当或大于前一次的电击能量，成人最大能量不应超过除颤器的最大额定能量；儿童/婴儿不应超过 10J/kg。

6. 除颤前要确保所有人员离开患者，以避免意外触电。除颤前确认开放的氧源关闭，避免除颤时起火。

【评分标准】

同步电复律的使用操作考核评分标准

科室_____　姓名_____　职称_____　得分_____

项目	总分	技术操作要求	评分等级				实际得分	备注
			A	B	C	D		
仪表	2	仪表端庄、服装整洁	2	0	0	0		
操作前准备	23	1. 操作前检查仪器性能，备好抢救物品	3	0	0	0		
		2. 评估心电监护患者心律、脉搏、意识（清醒患者备镇静药物）	10	7	4	0		
		3. 为患者取复苏体位，解开衣服。评估患者皮肤是否完整、干燥，有无起搏器植入	10	6	4	2	0	
操作过程	50	1. 除颤器到位，开机。选择复律方式为"同步"	5	0	0	0		
		2. 电极板均匀涂导电糊	5	0	0	0		
		3. 选择合适电量，充电	5	2	0	0		

续表

项目	总分	技术操作要求	评分等级				实际得分	备注
			A	B	C	D		
操作过程	50	4. 电极板放置位置准确，与患者皮肤密切接触	10	5	0	0		
		5. 再次评估心律	5	0	0	0		
		6. 操作者及床旁所有人员身体避开床缘	5	0	0	0		
		7. 关闭氧源	5	0	0	0		
		8. 按放电钮放电（下压10kg的压力）	5	0	0	0		
		9. 行5个周期CPR，然后评估除颤效果	5	0	0	0		
操作后	10	1. 除颤成功后整理患者衣物，取舒适卧位，评估皮肤有无电灼伤并清洁	5	3	0	0		
		2. 整理好除颤器，除颤器充电备用，洗手、记录	5	3	2	0		
提问	15		15					
总分	100							

非同步电复律的使用操作考核评分标准

科室＿＿＿＿＿ 姓名＿＿＿＿＿ 职称＿＿＿＿＿ 得分＿＿＿＿＿

项目	总分	技术操作要求	评分等级				实际得分	备注
			A	B	C	D		
仪表	3	仪表端庄、服装整洁	3	2	1	0		
操作前准备	15	1. 评估心电监护患者心律是否为室颤	5	0	0	0		
		2. 为患者取复苏体位，解开衣服。评估患者皮肤是否完整、干燥，有无起搏器植入	10	6	4	2	0	

项目	总分	技术操作要求	评分等级				实际得分	备注
			A	B	C	D		
操作过程	50	1. 除颤器到位，除颤器处于备用状态，开机。确认复律方式为"非同步"，选择"Paddles"导联	10	7	5	0		
		2. 电极板涂导电糊或垫盐水纱布	5	0	0	0		
		3. 选择合适电量，充电	5	0	0	0		
		4. 电极板放置位置准确，与患者皮肤密切接触	10	5	0	0		
		5. 操作者及床旁所有人员身体避开床缘，断开氧源	7	4	3	0		
		6. 评估心律仍为室颤，按放电钮放电	5	0	0	0		
		7. 行 5 个周期 CPR，然后评估除颤效果	5	0	0	0		
操作后	10	1. 除颤成功后整理患者衣物，取舒适卧位，评估皮肤有无电灼伤并清洁，用手消液洗手	5	3	0	0		
		2. 关机，整理好除颤器，除颤器充电备用，洗手、记录	5	3	2	0		
提问	22	8 题选 5 题，其中日常维护为必考题	22					
总分	100							

主考教师_____ 考核日期_____

第三节 气管插管的护理配合

【目的及适应证】

呼吸心跳骤停、呼吸衰竭、呼吸肌麻痹、麻醉等需要使用机械通气的患者。

【评估】

1. 确定患者的病情。

2. 评估患者的呼吸状态。

【用物】

简易呼吸器连接氧源、胶布、寸带、听诊器、注射器（10ml）、负压吸引器、吸痰包、无菌手套、插管辅助用药、呼吸机气管插管及管芯（成人7#或8#；小儿3~6#）、喉镜。

【操作步骤】

1. 插管过程中至少需两名护士配合（一名护士负责吸痰，另一名护士负责递用物和辅助插管）。

2. 洗手、戴口罩。

3. 准备用物。

4. 如患者严重缺氧，气管插管前可通过简易呼吸器或麻醉机预给浓度为100%氧气呼入3~5分钟。

5. 将床头置于水平位置，如有条件取下床头挡板，床头留有一定空间便于操作。

6. 协助患者取仰卧位，取下义齿。

7. 观察患者口鼻腔，必要时清除口腔内分泌物及血块等异物（经口鼻腔吸痰）。

8. 使患者头部充分后仰，肩部可垫软枕，略抬高5~10cm，使口、咽、喉三点呈一直线。

（9~11为医生插管过程，可作为护士了解内容。）

9. 医生站在患者头部，左手执喉镜中下部从患者的右侧口角进入中腔。

10. 喉镜居中位于口腔正中线上，不得偏移。见悬雍垂在原位上翘再往前深入见到会厌后再进入会厌的根部，不能来回移动，暴露门裂。

11. 右手持气管插管送入，通过门裂1cm后拔出插管内管芯，再将导管送入约5cm。

12. 插管过程中，如患者口咽部分泌物多，护士应及时将分泌物吸净，以保证插管视野清晰。

13. 确认气管插管距离门齿距离。成人一般为：$22 \pm 2cm$。小儿为：年龄$/2$ $+ 12$ cm。

14. 判定气管插管位置：连接简易呼吸器，行人工通气观察胸廓有无起伏并听诊两肺呼吸音。

15. 听诊呼吸音正常，医生退出喉镜，妥善固定气管插管。

16. 气囊充气，维持气囊压力 $25 \sim 30cmH_2O$ 之间。

17. 将气管插管与呼吸机管道连接，观察患者生命体征和呼吸机工作情况，如有异常及时处理。

18. 及时吸出气道内分泌物。

19. 整理用物、垃圾分类处理。

20. 洗手、记录、签字。

【注意事项】

气管插管过程中，严密观察患者的生命体征，尤其是心电图和血氧饱和度的变化。插管过程中如发现血氧饱和度急剧下降或心率严重减慢时，应立即停止插管并给予无创机械通气；插管过程中如患者出现心跳骤停或室颤，应立即施行心肺复苏、除颤等抢救措施。

气管插管并发症及原因如下。

1. 误入食管。原因：声门暴露不清、口咽部分泌物过多影响视野所致。

2. 误入一侧主支气管（以右支气管多见）。原因：右支气管较左支气管短而陡直，当气管插管插入过深或插管移位时，易导致误入右支气管。

3. 心律失常。原因：插管时常因插管刺激咽喉部反射性引起迷走神经兴奋所致。常见有心动过缓或心搏骤停，易发生于病情严重及全身状况不稳定的患者。

4. 低氧血症。原因：常见为插管过程不顺利或呼吸道分泌物阻塞。

5. 误吸。原因：胃内容物反流。

6. 低血压。原因：严重缺氧、使用麻醉镇静剂所致。

【评分标准】

气管插管的护理配合考核评分标准

科室_____　　姓名_____　　职称_____　　得分_____

项目	总分	技术操作要求	评分等级				实际得分	备注
			A	B	C	D		
仪表	5	仪表端庄、服装整洁、戴口罩、洗手	5	4	3	2		
评估	5	确定患者的病情，评估患者的呼吸状态	5	4	3	2		
操作步骤	90	1. 洗手戴口罩，用物准备齐全	5	3	0	0		
		2. 对插管前严重缺氧的患者采取措施正确	10	8	5	2		
		3. 将床头置于水平位置，取下床头挡板，床头留有一定空间	10	8	5	2		
		4. 协助患者取仰卧位，取下义齿	10	8	5	2		
		5. 插管过程中，护士应及时将气道分泌物吸净	5	3	0	0		
		6. 确认气管插管距离门齿距离，成人一般为：$22 \pm 2cm$；小儿为：年龄/2 +12cm	10	8	5	2		
		7. 判定气管插管位置：连接简易呼吸器，挤压球囊，观察胸廓有无起伏，听诊两肺呼吸音	10	8	5	2		
		8. 气管插管固定方法正确，气囊充气压力 $25 \sim 30cmH_2O$	8	5	3	0		
		9. 连接呼吸机后应评估患者生命体征和呼吸机工作情况，及时清理呼吸道分泌物	10	8	5	2		
		10. 整理用物、垃圾分类处理	7	5	3	0		
		11. 洗手、记录、签字	5	3	0	0		
总分	100							

主考教师_____　　　　考核日期_____

第四节 急性心肌梗死溶栓的治疗

急性心肌梗死（acute myocardial infracfion，AMI）是指由于冠状动脉急性狭窄或闭塞，供血持续减少或终止，所产生的心肌严重缺血和坏死。目前常用的有效再灌注治疗有两种：溶栓治疗及急诊经皮冠状动脉介入治疗。溶栓治疗是通过静脉或冠状动脉注入溶栓剂溶解血管内的新鲜血栓，使血管再通的治疗方法。因溶栓治疗具备：经济、快捷、易操作的优点，故在不具备急诊介入治疗条件的前提下仍是 AMI 再灌注治疗的较好的选择。

【目的】

使急性闭塞的冠状动脉再通，恢复心肌灌注。改善血流动力学，保护心功能和降低泵衰竭的发生率。

【评估】

1. 评估症状、体征：胸痛发作的特点、程度、性质、持续时间，含服硝酸甘油是否可以缓解症状。评估有无心律失常、意识状态及生命体征异常等。

2. 评估出血风险：有无活动性出血，半年内有无脑血管病或 TIA 发作，是否高龄，有无高脂血症、高血压、糖尿病、肥胖、家族史等危险因素。评估患者用药情况。

3. 评估静脉血管条件，建立双静脉通路。

4. 评估实验室检查：心电图的特征 – 动态变化、血清心肌标志物、血常规、血清电解质、血糖、凝血酶原时间（PT）、活化部分凝血活酶时间（APTT）、国际标准化比值（INR）等。

5. 评估患者合作程度及目前的心理状态。

【用物】

抢救车、除颤器、多参数监护仪、吸氧装置一套（氧气流量表、双腔吸氧管、一次性湿化瓶）、治疗车、一次性垫巾、免洗手消毒液、利器盒、止血带、安尔碘、棉签、留置针、输液接头、无菌敷料、注射器（5ml、50ml）、生理盐水、微量泵、输液器、三通、输液泵管、一次性采血试管、溶栓药物。

【操作步骤】

1. 一般护理同急性心肌梗死护理。

2. 核对患者信息，详细了解患者有无溶栓禁忌证，遵医嘱使用抗血小板药物。

3. 抽血、建立静脉通路：于双上肢分别建立两条静脉通路，用于静脉给药与静脉采血。抽血查激活全血凝固时间（ACT）、血常规、电解质、肝肾功能、心肌标记物等。

4. 做 18 导联心电图，标记胸前导联位置。

5. 遵医嘱静脉输注溶栓药物。

①尿激酶（UK）溶栓方案：0.9% NS 100ml + UK 150 万 IU，静脉滴注，30 分钟内滴注完毕；溶栓 8 小时后给予普通肝素 7500 IU 或低分子肝素皮下注射 12 小时一次，持续一周。

②基因重组组织纤溶酶原激活物（r－tPA）溶栓方案：肝素 5000IU，静脉滴注；快速静脉推注 r－tPA 8mg，后给予 r－tPA 42mg 90 分钟匀速静脉泵入；r－tPA 输注完毕立即给予肝素 800～1000IU/h 静脉滴注，持续 48 小时，维持激活的部分凝血活酶时间（APTT）60～80 秒；然后予皮下注射肝素 7500IU 或低分子肝素，皮下注射每 12 小时一次，持续 5 天。

③链激酶（SK）溶栓方案：0.9% NS 100ml + SK 150 万 IU，静脉滴注，60 分钟内滴注完毕；溶栓 8 小时后给予普通肝素 7500IU 或低分子肝素，皮下注射每 12 小时一次，持续一周。

6. 溶栓开始后 3 小时内，每 30 分钟复查 18 导联心电图一次。

7. 发病后第 6、8、10、12、16、20 小时复查心肌标记物。

8. 溶栓后每 2 小时监测 APTT 一次，维持 APTT 在 60～80 秒，根据 APTT 结果调整肝素用药。

9. 及时准确地记录溶栓过程及患者生命体征、用药情况。

【注意事项】

1. 适应证和禁忌证。

①适应证：AMI 发病早期（＜3 小时），且无条件行急诊 PCI 的患者溶栓应为首选。AMI 发病＜12 小时、年龄≤70 岁且无溶栓禁忌证者。

②禁忌证：凝血功能障碍者；胃肠道、呼吸道和泌尿生殖系统有活动性出血者；不能控制的高血压（＞160/110mmHg 时）；半年内有脑血管病或短暂性脑缺血发作（TIA）史者；两周内做过大手术或长时间的心肺复苏者；严重疾病，如肿瘤或严重肝肾功能损害者。

2. 静脉通路的建立：应尽可能减少穿刺次数，防止溶栓后局部血肿的发生。抽血通路应与溶栓用药通路分别建立于双上肢，抽血通路使用 0.9％ NS 封管，禁止使用肝素盐水封管，以免影响化验结果。

3. 溶栓过程中护理：溶栓开始后 3 小时内，每 30 分钟做 1 份 18 导联心电图。密切观察患者生命体征的变化、胸痛缓解情况，及时发现和处理再灌注心律失常并捕捉冠状动脉再通征象。及时发现并处理出血并发症，严密观察患者的神志、尿液、大便颜色，观察皮肤、黏膜、牙龈有无出血倾向等。

4. 溶栓后血管再通的判断

①胸痛突然减轻或消失。

②上抬的 ST 段 2 小时内回落＞50％。

③出现再灌注心律失常。前壁 AMI 时常出现快速心律失常包括室性早搏、加速性室性自主心律甚至心室纤颤；下壁 AMI 时常出现缓慢心律失常如窦性心动过缓、窦房阻滞或窦性停搏等。再灌注心律失常虽为一过性或自限性，往往需要迅速处理，否则同样有生命危险。

④肌酸磷酸激酶（CPK）或肌酸激酶同工酶（CK－MB）的峰值提前。

5. 并发症。

①出血：常见有牙龈、口腔粘膜和皮肤穿刺部位出血及尿中大量红细胞，可密切观察不必处理；若出现消化道大出血（发生

率 1% ~2%）或腹膜后出血则应给止血药和输血治疗；颅内出血约占 1% ~2%，通常是致命性的。

②过敏反应：主要见于 SK 溶栓的患者。可有寒战、发热、支气管哮喘、皮疹，甚至出现低血压和休克。

③低血压：可以是再灌注的表现，也可能是过敏反应，一旦发生，应立即给予处理如扩容和输注多巴胺。

【评分标准】

急性心肌梗死溶栓治疗考核评分标准

科室_____ 姓名_____ 职称_____ 得分_____

项目		总分	技术操作要求	评分等级				实际得分	备注
				A	B	C	D		
评估		10	患者症状、体征；出血风险；静脉血管条件；基础实验室检查；患者心理状态及配合程度	10	8	6	4		少评估一项扣2分
术前准备		15	1. 按要求着装并佩戴一次性手术帽和口罩	3	2	1	0		
			2. 洗手时严格按照七步洗手法	2	1	0	0		
			3. 用物准备：根据评估情况，备好用物	5	4	3	2		
			4. 核对患者信息并确认无误	5	4	3	2		
操作过程	患者部分	20	1. 口服抗血小板药物	5	4	3	2		
			2. 双上肢分别建立静脉通路，氯化钠注射液封管	5	4	3	2		
			3. 做 18 导联心电图，标记胸前导联位置	5	4	3	2		
			4. 给予患者适当心理护理	5	4	3	2		

续表

项目		总分	技术操作要求	评分等级				实际得分	备注
				A	B	C	D		
操作过程	术中操作部分	30	1. 掌握术中溶栓用药的配置方法	10	8	6	4		
			2. 正确推注溶栓药物	10	8	6	4		
			3. 及时识别再灌注心律失常，告知医生	5	4	3	3		
			4. 及时发现并处理出血并发症	3	2	1	0		
			5. 及时准确地记录护理记录	2	0	0	0		
	操作后部分	15	1. 掌握溶栓术后复查心电图的时间	5	4	3	2		
			2. 掌握溶栓术后复查 APTT 的时间及 APTT 正常范围	5	4	3	2		
			3. 掌握冠状动脉再通指征	5	4	3	2		
提问		10	1. 溶栓并发症	5	4	3	2		
			2. 溶栓禁忌证	5	4	3	2		
总分		100							

主考教师_____   考核日期_____

第五节 急性左心衰的抢救及配合

急性左心衰（acute heart failure，AHF）是指急性发作或加重的左心收缩或舒张功能异常所致的急性心排血量骤降、肺循环压力突然升高、周围循环阻力增加，出现急性肺淤血、肺水肿以及伴组织灌注不足和心源性休克的临床综合征。急性左心衰可以由慢性心力衰竭因心脏负荷突然加重（如血压突然升高、输液速度过快）引起的一个严重发展阶段，也可以是心功能正常或处于代偿的心脏短期内发生严重的心肌损害（如急性心肌梗死）而引起。

【目的】

迅速纠正低氧和异常血流动力学状态；消除肺淤血、肺水肿；增加每搏输出量（SV）和心排血量（CO），从而增加动脉系统供血。

【评估】

1. 症状评估：急性左心衰竭主要表现为急性肺水肿，患者表现为突然发生呼吸困难、端坐呼吸、咳嗽，咳大量的白痰或粉红色泡沫痰，患者发冷、焦虑不安并有恐惧感，大汗淋漓、皮肤湿冷、苍白和发绀。

2. 生命体征：包括评估患者的意识、血压、心率、心律、呼吸、血氧饱和度、尿量、瞳孔大小及对光反射是否存在（昏迷患者）。

3. 评估患者合作程度。

【用物】

氧气装置一套（含面罩、湿化瓶及湿化液）、麻醉机或无创呼吸机（CPAP、BiPAP）、呼吸机、多参数监护仪、电极片、止血带、静脉套管针、输液接头、棉签、安尔碘、无菌敷料、注射盘、输液器、三通、注射器、微量泵、微量泵泵管、动脉采血针、抢救用药、护理记录单、免洗手消毒液，另外还需备齐其他抢救用物：除颤器、导电糊、纱布、简易呼吸器、喉镜、气管插管、开口器、舌钳、牙垫、胶布、寸带、负压吸引器、吸痰包、导尿包。

【操作步骤】

1. 体位：协助取坐位或半坐位，必要时可两腿下垂，以减少静脉回心血量，降低心脏前负荷。

2. 纠正缺氧：不伴有高碳酸血症时用面罩高流量吸氧或麻醉机加压给氧，5~10L/min。如动脉氧分压仍不能维持在60mmHg以上或伴有高碳酸血症时，可考虑使用 BiPAP 呼吸机进行无创通气治疗，若低氧血症不能纠正，并（或）伴有高碳酸血症并影响意识状态时，应尽早给予气管插管和呼吸机辅助呼吸。

3. 给予心电监测，建立护理记录，严密观察：意识、心率、心律、血压、呼吸频率、深度、氧饱和度，判断呼吸困难程度；痰的颜色和量及肺内啰音变化；24 小时出入量；血气分析结果。必要时行外周动脉置管，持续监测动脉血压。

4. 迅速建立静脉通路，及时给药，输液速度要慢。

5. 吗啡：吗啡可以减弱中枢交感冲动而扩张外周动脉和小动脉，其镇静作用又可减轻患者的焦虑和呼吸困难引起的痛苦。一般 3～5mg 静脉推注。用药后严密监测病情变化及呼吸困难缓解情况，焦虑减轻说明病情缓解。

6. 襻利尿药快速利尿：襻利尿剂如呋塞米、托拉塞米、布美他尼静脉应用可在短时间里迅速降低容量负荷，应及早应用。注意观察患者使用利尿药后的尿量，必要时可给予导尿。

7. 其他药物可用血管扩张药和强心苷类药物。

8. 氨茶碱：对解除支气管痉挛有特效，尚具有强心、利尿、兴奋呼吸中枢等作用。心源性哮喘和支气管哮喘不易鉴别时可应用；常用 0.25g 加入葡萄糖液体中静脉滴注。

9. 抢救同时要尽快明确和治疗诱因，如急性心肌梗死、心律失常、妊娠、感染等。

10. 协助排痰，做好生活护理及心理护理。

11. 出入量管理：严格限制饮水量和静脉输液速度。无明显低血容量因素者，每天摄入液体量一般宜在 1500ml 以内，不要超过 2000ml。保持每天出入量负平衡约 500ml，严重肺水肿者水负平衡为 1000～2000ml/d，甚至可达 3000～5000ml/d，以减少水钠潴留，缓解症状。3～5 天后，如肺淤血、水肿明显消退，应减少水负平衡，逐渐过渡到出入量大体平衡。在负平衡下应注意防止低血容量、低血钾和低血钠等。

【注意事项】

1. 协助患者摆体位时要注意防止坠床。

2. 吗啡的不良反应有呼吸抑制、低血压、恶心、呕吐。出现呼吸抑制时用吗啡的拮抗剂纳洛酮 0.4～1mg 拮抗。有脑出血、神志障碍、慢性肺部疾患的患者禁用。

3. 静脉应用利尿剂的同时要注意观察患者的尿量，及时向医师报告利尿效果，避免利尿过度引起的低血钾及血容量急剧降低引起的休克。

第六节　急性心脏压塞的抢救及配合

急性心脏压塞是由于心包内液体短时间内急剧增多，心包不能迅速舒张扩大，导致心包腔内压力增高，阻碍心脏舒张充盈，从而导致进行性呼吸困难、胸闷、血压下降、心率加快、四肢厥冷、周围循环衰竭等一系列严重的临床症状。

【目的】

一旦发生心脏压塞，病情进展凶险，尽早发现与识别心脏压塞、争取抢救时间是抢救心脏压塞成功的关键。

【用物】

一次性双腔中心静脉穿刺包、一次性无菌换药包、2% 利多卡因 5ml、5ml 注射器、碘伏、肝素盐水、无菌纱布、一次性引流袋、透明贴膜、无菌手套。

【操作步骤】

1. 严密观察病情变化，及早发现心脏压塞的发生。

2. 立即给予高流量吸氧，按医嘱给予升压药，嘱患者尽量放松。

3. 立即进行床边心脏彩色多普勒超声检查，以确诊是否心脏压塞，并做心包穿刺定位。

4. 停用抗凝药物，对已用的抗凝药物要用鱼精蛋白对抗，以尽量减少可能的再出血。

5. 配合医生进行心包穿刺。

（1）用物准备。

（2）帮助患者取坐位或半卧位，暴露前胸、上腹部，常规消毒铺巾，穿刺点用2%利多卡因局部麻醉，穿刺成功后，用3M透明贴膜固定，必要时先用缝线固定，接引流袋持续引流。

（3）穿刺过程中严密监测生命体征，准确记录引流液的量、色、质，经常询问有无不适，并做及时处理。

（4）心包引流期间要保持引流管固定、通畅、无菌。

（5）密切观察病情变化，如果症状无明显缓解或加重，及早进行手术治疗。

【注意事项】

1. 重视患者主诉，加强监护，严密观察病情，做到早期识别，及早确诊和处理。

2. 扩充血容量时，注意输液的速度，维持正常血压的低水平，可避免血压过高而引起心包腔内压增高及已凝血的心脏破口再次出血，预防加重心脏压塞。

3. 配合抢救同时，做好外科手术准备，为抢救生命赢得时间。

【评分标准】

急性心脏压塞的抢救及配合考核评分标准

科室_____　姓名_____职称_____得分_____

项目	分值	技术操作要求	评分等级				实际得分	备注
			A	B	C	D		
穿刺前准备	30	1. 严密观察病情变化，及早发现心脏压塞的发生	10	6	2	0		
		2. 立即给予高流量吸氧，按医嘱给予升压药，嘱患者尽量放松	10	6	2	0		
		3. 立即进行床边心脏彩色多普勒超声检查，以确诊是否心脏压塞，并做心包穿刺定位	10	6	2	0		

续表

项目	分值	技术操作要求	评分等级				实际得分	备注
			A	B	C	D		
穿刺中配合	70	1. 用物准备	10	5	0	0		
		2. 帮助患者取舒适体位，常规消毒铺巾，穿刺点用2%利多卡因局部麻醉，穿刺成功后，用3M透明贴膜固定，必要时先用缝线固定，接引流袋持续引流	20	15	10	5		
		3. 穿刺过程中严密监测生命体征，准确记录引流液的量、色、质，经常询问有无不适，并作及时处理	10	6	2	0		
		4. 停用抗凝药物	10	0	0	0		
		5. 心包引流期间要保持引流管固定、通畅、无菌	10	5	0	0		
		6. 密切观察病情变化，如果症状无明显缓解或加重，及早进行手术治疗	10	5	0	0		

主考教师_____   考核日期_____

第四章

仪器设备的使用

第一节　心电图机的使用

心电图机是一种描记心脏电活动的高度精密的医用电子仪器，它能够将微弱的心脏电流加以放大和记录，供临床分析和研究。

【目的】

1. 记录患者的心律（率）、分析与鉴别心律失常。

2. 反映心肌受损的程度和发展过程。

3. 观察心律失常药物疗效，指导心律失常药物使用。

【评估】

周围环境；患者的意识状态；患者的皮肤情况；心电图机状态。

【用物】

心电图机（导联线及球）、心电图纸、盐水、纱布、免洗手消毒液。

【操作步骤】

1. 校对医嘱、床旁心电图检查单。

2. 准备用物：心电图机（备用状态）、清水、纱布、免洗手消毒液、纸巾、心电图检查单、PDA。

3. 推心电图机至患者床旁，拉上帷幔，保护患者隐私。

4. 核对患者信息，评估患者皮肤有无红肿、破溃、疤痕等，如果放置电极部位的皮肤有污垢或毛发过多，则应预先清洁皮肤或备皮。做好解释工作，消除紧张心理，取平卧位。

5. 快速手消毒。

6. 连接心电图机电源，开机。

7. 等待数秒进入心电图显示界面，或按"R"键快速进入心电图显示界面。

8. 评估皮肤，纱布蘸清水涂抹于电极上，快速准确连接标准十二导联心电图（应包括肢体导联Ⅰ、Ⅱ、Ⅲ、aVR、aVL、aVF和胸前导联的V1～V6共12个导联。）

9. 检查各个导联波形是否平稳及有无脱落现象。

10. 确认导联连接无误，再次核对患者信息。

11. 按记录键，出图检查心电图是否完整，时间、日期是否正确。

12. 及时用纸巾清洁患者皮肤，整理衣物，保暖。

13. 快速手消毒后第三次核对患者信息，在心电图纸左上角标注患者姓名、床号。

14. 关机，拔除电源，整理导联线，心电图机清洁后归位，备用。

15. 将检查单粘贴于心电图左上角，请示医生后，遵医嘱送出报告或暂时留用。

16. 洗手，签字，写记录。

【注意事项】

1. 女性乳房下垂者应托起乳房，而不应该将导联安放在乳房上。

2. 各导联必须紧贴患者皮肤，肢体导联电极应固定于四肢内侧的皮肤。

3. 胸前导联不可长时间连接于患者身体，以防皮肤损伤。

4. 撤除胸前导联时，不可强行拔下。

5. 注意患者隐私的保护。

6. 无执照护士及未脱教护士做心电图，须由老师核对后方可出图。

【评分标准】

心电图机考核评分标准

科室_____ 姓名_____ 职称_____ 得分_____

项目	总分	技术操作要求	评分等级				实际得分	备注
			A	B	C	D		
仪表	5	仪表端庄、服装整洁、戴口罩、洗手	5	4	3	2		
评估	15	1. 核对患者信息、腕带、医嘱	5	4	3	2		
		2. 评估患者生命体征及合作程度，解释做心电图的目的	5	4	3	2		
		3. 环境安静、整洁	5	4	3	2		
操作前准备	20	1. 准备好心电图机，检查心电图机工作状态和物品齐全	10	8	5	3		
		2. 二人再次核对医嘱	10	8	5	3		
操作过程	35	1. 护士查对医嘱，再次核对患者	7	4	2	1		
		2. 患者隐私保护	7	4	2	1		
		3. 正确连接导联球	7	4	2	1		
		4. 正确描计心电图，打印心电图结果	7	4	2	1		
		5 正确整理粘贴心电图结果，请医生看结果	7	4	2	1		
操作后	10	1. 整理心电图机用物，清洁，固定位置放置	5	4	3	2		
		2. 洗手，签字	5	4	3	2		

续表

项目	总分	技术操作要求	评分等级				实际得分	备注
			A	B	C	D		
评价	15	1. 操作规范、熟练，病情观察及时、护理到位	5	4	3	2		
		2. 严格按照操作流程和查对制度	5	4	3	2		
		3. 提问目的、注意事项	5	4	3	2		
总分	100							

主考教师_____ 考核日期_____

第二节 连续心输血量（CCO）监测仪的使用

通过 Swan－Ganz 导管、连续心输血量（CCO）和混合静脉血氧饱和度（SVO$_2$），行血流动力学监测，以获得对心、肺功能状态的判断，来评价左、右心功能，为治疗提供依据的同时评价治疗效果。

【目的】

1. 为临床诊断与治疗提供重要依据。

2. 指导临床用药。

3. 提示肺动脉高压的临床信息。

4. 评价左心室前负荷。

5. 指导临床补液疗法。

6. 提供机体组织氧供与氧需的平衡情况。

【评估】

1. 评估操作环境。

2. 评估 Swan－Ganz 导管是否通畅。

【用物】

CO 监测仪、电源线、光学测量模块和电缆、连续心输出量连接电缆、6 腔 Swan－Ganz 导管。

【操作步骤】

1. 核对医嘱。

2. 评估患者病情，清醒患者进行解释，以取得患者的配合。

3. 洗手、戴口罩。

4. 携用物至患者床旁，连接电源，开机（约15秒）。

5. 正确连接CO仪和Swan-Ganz导管，原则是颜色相对，形状相对，大小相对。

6. 清除原有患者数据。

7. 按屏幕右上方stopping相对应的功能键，变成running，则第一个心输出量（2~3分钟）出现。

8. SVO_2定标：主屏→选SVO_2键（面板下方的触摸按钮）→IN VIVO（体内定标25秒）→DRAW（抽取键）→选面板下方的数字键输入肺动脉血气值（6小时一次且不能是纯氧状态下的血气）→CALC计算（25秒）。

9. 输入患者资料：主屏→选Patient Data键→HT/ WT（身高体重）→RETURN。

10. 计算：主屏→选Patient Data键→EDIT→选数字键输入所需数据→CALC计算。

11. SVO_2：Patient Data界面→Oxygen Profile→选数字键输入肺（A/V）血气→CALC计算。

12. 返回Patient Data界面，即可监测临床常用参数。

【注意事项】

1. CO仪电缆线轻拿轻放，连接时注意孔孔相对，锁紧，不可盲目连接。

2. 开/关机时应先将CO仪与导管脱开。

3. CO值每60秒自动计算一次之前3~6分钟的心排值。

4. 当发生病情不稳定时，进入STAT模式，可即刻看到5~10分钟内的10个CO值。

5. 密切连续监测各项数据，了解CO仪上的英文缩略字母的意思及含义，能较熟练操作及时报告医生。

【血流动力学参数】

1. 由 Swan – Ganz 导管所获得的直接指标有以下几种。

（1）右心房压力（RAP）：6~12mmHg。

（2）肺动脉压力（PAP）：15~25 mmHg /5~12mmHg。

（3）肺动脉嵌入压力（PCWP）：5~12mmHg。

（4）心输出量（CO）：4~8L/min。

2. 通过公式计算获得的间接指标。

（1）肺循环阻力（PVR）：$PVR = [(MPAP - PCWP) \times 80]/CO$。
正常值：$40~120dyn \cdot s/cm^{-5}$。

（2）体循环阻力（SVR）：$SVR = [(MAP - CVP) \times 80]/CO$。
正常值：$900~1800dyn \cdot s/cm^{-5}$。

（3）每搏功（SW）：$SW = CO/HR \times 1000$（ml）。

（4）左室每搏功（LVSW）：反映左心室的心肌收缩力。

（5）右室每搏功（RVSW）：反映右心室的心肌收缩力。

（6）心脏指数（CI）：$CI = CO/BSA$（$L/min \cdot m^2$）。
正常值：$(2.5~4)$ L/（$m^2 \cdot min$）。

3. 通过导管采取混合静脉血标本获得的指标：SVO_2（混合静脉氧饱和度），正常值：68%~77%。

【评分标准】

连续心输血量（CCO）监测仪使用考核评分标准

科室_____ 姓名_____ 职称_____ 得分_____

项目	总分	技术操作要求	评分等级				实际得分	备注
			A	B	C	D		
操作前	20	1. 评估环境	5	4	3	2		
		2. 向患者解释操作的目的、方法、注意事项	5	4	3	2		
		3. 用物准备：CO 监测仪、电源线、光学测量模块和电缆、连续心输出量连接电缆、6 腔 Swan – Ganz 导管	10	8	6	4		

项目	总分	技术操作要求	评分等级				实际得分	备注
			A	B	C	D		
操作步骤	50	1. 连接电源，正确开机	5	4	3	2		
		2. 清除原有患者数据	5	4	3	2		
		3. 正确连接 CO 仪和 Swan – Ganz 导管	10	8	6	4		
		4. 计算第一个心排值	10	8	6	4		
		5. 输入肺动脉血气参数，SVO_2 定标	10	8	6	4		
		6. 正确输入患者资料，计算心排值	5	4	3	2		
		7. 完善数据，计算	5	4	3	2		
操作后	20	1. 评估患者病情，判断数值的准确性	10	8	6	4		
		2. 告知患者活动时注意避免管路脱出	10	8	6	4		
评价	10	1. 操作动作娴熟，与患者沟通到位	5	4	3	2		
		2. 注意事项叙述全面，重点突出	5	4	3	2		
总分	100							

主考教师_____ 考核日期_____

第三节 简易呼吸器的使用

简易呼吸器的使用是临床上心肺复苏及需人工呼吸时使用的急救装置，由面罩、气囊（皮球）、吸氧管、储氧袋、呼气阀（出气阀）、单项阀、压力安全阀、吸气阀（进气阀）、储氧阀组成。

【目的】

1. 改善患者通气状况。

2. 气管插管患者的辅助通气。

3. 行 CPR。

4. 行气管插管前加压给氧。

【评估】

1. 评估患者体重，根据患者的体重选择大小合适的简易呼吸器。

2. 安装简易呼吸器前评估环境是否清洁，各组成部件是否完好。

【用物】

已消毒好的简易呼吸器、模拟肺、一次性治疗巾、无菌手套、免洗手消毒液、纱布。

【操作步骤】

1. 简易呼吸器使用前的准备及安装流程

（1）了解患者体重，选择大小合适的简易呼吸器。

（2）确认简易呼吸器可正常使用，包装完整无破损，在消毒有效期内。

（3）准备用物，洗手、戴口罩。

（4）按无菌操作原则及流程安装简易呼吸器。

（5）与模拟肺连接双手挤压气囊 5 次以上，每次送气时间大于 1 秒并与第二人核对。

（6）确认工作正常后，用无菌治疗巾包好放在备用床上。

2. 简易呼吸器使用中的操作

（1）行 CPR 时，将患者仰卧，清除口鼻咽腔分泌物，开放气道，用 E－C 法将面罩固定于面部，挤压气囊，观察患者胸廓起伏，判断有无自主呼吸。

（2）带气管插管吸痰、转运患者时，挤压气囊时应严密观察患者生命体征。

（3）挤压气囊时，根据患者千克体重及心功能选择挤压频率和送气量，严密观察患者生命体征。

3. 简易呼吸器使用后的处理 用后统一送供应室消毒，感染患者用后应在包装袋上有明显标识。

操作流程：评估→备物→安装操作→核对→按流程使用操作→用后处理。

【注意事项】

1. 操作前检查鸭嘴阀是否工作正常。

2. 操作时密切观察患者胸廓起伏情况，观察患者口唇与面部颜色的变化；有无自主呼吸。

3. 清洗鸭嘴阀时不可用力过大，避免嘴口损坏。

【评分标准】

简易呼吸器考核评分标准

科室_____ 姓名_____ 职称_____ 得分_____

项目		总分	技术操作要求	评分等级				实际得分	备注
				A	B	C	D		
评估		10	1. 评估患者体重，根据患者的体重选择合适大小的简易呼吸器	5	4	3	2		
			2. 安装前评估环境是否清洁，简易呼吸器配件是否完好	5	4	3	2		
操作前准备		10	准备用物：已消毒好的简易呼吸器、模拟肺、一次性治疗巾、无菌手套、免洗手消毒液、纱布	10	8	6	4		
操作过程	安装操作	20	1. 选择合适大小的简易呼吸器	5	4	3	2		
			2. 准备用物，洗手、戴口罩	5	4	3	2		
			3. 按无菌操作原则及流程安装简易呼吸器	5	4	3	2		

续表

项目		总分	技术操作要求	评分等级				实际得分	备注
				A	B	C	D		
操作过程	安装操作	20	4. 与模拟肺连接双手挤压气囊 5 次以上，每次送气时间大于 1 秒并与第二人核对	5	4	3	2		
	使用中的操作	40	1. 行 CPR 时，将患者仰卧，清除口鼻咽腔分泌物，开放气道，用 E－C 法将面罩固定于面部，挤压气囊，观察患者胸廓起伏，判断有无自主呼吸	20	15	10	5		
			2. 挤压气囊时根据患者千克体重及心功能选择挤压频率和送气量，严密观察患者生命体征	20	15	10	5		
操作过程	使用后的处理	10	1. 将简易呼吸器放入 500mg/L 含氯消毒液中浸泡 30 分钟	5	4	3	2		
			2. 感染患者用后的简易呼吸器清洗干净，送环氧乙烷消毒	5	4	3	2		
评价		10	1. 条理清楚，重点突出	5	4	3	2		
			2. 操作规范，无菌观念强	5	4	3	2		
总分		100							

主考教师＿＿＿＿＿　　　　考核日期＿＿＿＿＿

第四节　吸引器的使用

【目的】

用于医学引流、排痰、排污血及分泌物等。它利用真空工作原理，在腔体内产生负压，从而将腔体内的液体导引出来，达到排污净化的目的。

【评估】

1. 负压装置处于备用状态。

2. 评估患者的生命体征。

【用物】

压力表、负压吸引连接管、负压吸引瓶、不锈钢支架。

【操作步骤】

1. 洗手、戴口罩。

2. 安装压力表于墙上的中心负压装置上。

3. 将负压吸引瓶安装于不锈钢支架上，如图 4 - 4 - 1 所示。

4. 将连接管与压力表及吸引瓶相连，如图 4 - 4 - 1 所示。

5. 调节压力表上负压值，一般为 0.02 ~ 0.04MPa。

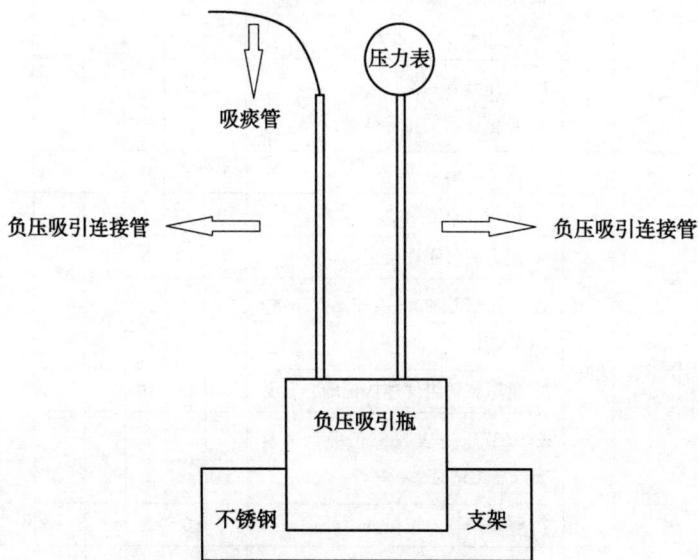

图 4 - 4 - 1 负压装置安装示意图

6. 整理用物，垃圾分类处理。

7. 洗手、记录、签字。

【注意事项】

1. 使用前检查吸引器效能是否良好，各连接管连接是否紧密且正确。

2. 调节合适的压力。负压不可过高，开始时可从 0.02MPa 开始，最高不可超过 0.04MPa，压力过高易造成肺泡萎陷，引起肺不张。

【评分标准】

吸引器的考核评分标准

科室_____ 姓名_____ 职称_____ 得分_____

项目	总分	技术操作要求	评分等级				实际得分	备注
			A	B	C	D		
仪表	5	仪表端庄、服装整洁、戴口罩、洗手	5	4	3	2		
评估	5	1. 负压装置状态 2. 评估患者的生命体征	5	4	3	2		
操作步骤	90	1. 洗手、戴口罩	5	3	0	0		
		2. 用物准备齐全	10	8	5	2		
		3. 压力表负压连接正确	15	10	5	0		
		4. 负压吸引瓶牢固安装于不锈钢支架上	10	8	5	0		
		5. 负压装置组件连接正确、紧密	20	15	10	5		
		6. 调节压力表数值正确，气囊充气压力适宜	15	10	5	0		
		7. 整理用物、垃圾分类处理	10	8	5	2		
		8. 洗手、记录、签字	5	3	0	0		
总分	100							

主考教师_____ 考核日期_____

第五节 控温毯的使用

控温毯是通过水泵将水送入毯面与人体进行热交换，使患者全身温度降低或升高。对于心血管疾病的患者来说，维持体温稳定是确保体外循环术后顺利度过危险期的关键。

【目的】

1. 感染、脱水原因引发的高热降温。

2. 低体温患者的保暖、升温。

3. 复杂先心病术后合并低心排患者的体温调节与控制。

【评估】

1. 手术方式、心功能状况、手术时间。

2. 小儿需要根据年龄（月龄）、体重选择变温毯型号（年龄>3个月，体重>5kg）。

3. 患者皮肤状况（末梢潮凉、花斑）。

【用物】

温毯机、降温毯（型号选择）、灭菌注射用水、体温表、消毒剂。

【操作步骤】

1. 清洁变温毯表面，检查无漏水后铺于患者身下。

2. 连接温毯机电源，变温毯与水箱之间的两根水管连接紧密无漏水。

3. 主机水箱内注入灭菌蒸馏水至水位线。

4. 打开主机开关。温毯机正常转动后调至需要的温度。

5. 使用变温毯过程中实时监测体温，评估使用效果。

6. 当所需温度大于38℃或小于35℃时，应同时按住温度控制键进行调节。

7. 当机器发出报警声时，可根据提示框内的提示查找原因。

8. 停止使用变温毯时，先断开水箱与变温毯之间的水管再关闭电源开关。

【注意事项】

1. 放置变温毯时应认清正反面，勿直接接触患者皮肤。

2. 小儿肛温 36.5~37.7℃，腋温 36~37℃ 为正常。

3. 正确连接电源，使用前检查温毯机与变温毯连接处是否漏水。

4. 使用过程中，根据水箱水位指示窗提示及时添加灭菌注射用水，避免影响水温的调节。

5. 应用于降温时温度设定不得低于20℃，升温时不得高于38℃，以免造成皮肤损伤。

6. 小于3个月、体重≤5kg 的小儿禁止使用。

7. 清醒患者使用控温毯降温时温度不宜过低，每2小时翻身一次，观察背部皮肤有无苍白或青紫等。如出现寒战应立即停止使用

8. 经常观察肢体温度、颜色、末梢情况，注意保暖。

【评分标准】

控温毯的使用操作考核标准

科室_____ 姓名_____ 职称_____ 得分_____

项目	总分	技术操作要求	评分等级				实际得分	备注
			A	B	C	D		
仪表	5	仪表端庄、服装整洁、戴口罩	5	4	3	2		
评估	20	1. 手术方式、心功能状况、手术时间	5	4	3	2		
		2. 患者年龄、体重（儿童）	5	4	3	2		
		3. 皮肤状况	5	4	3	2		
		4. 温毯机、变温毯	5	4	3	2		
操作前准备	10	1. 洗手、戴口罩	2	1	0	0		
		2. 用物准备：温毯机、降温毯（型号选择）、灭菌注射用水、体温表、消毒剂	2	1	0	0		

续表

项目	总分	技术操作要求	评分等级 A	评分等级 B	评分等级 C	评分等级 D	实际得分	备注
操作前准备	10	3. 测量患者体温、观察生命体征	3	2	1	0		
		4. 检查患儿皮肤状况	3	2	1	0		
操作过程	45	1. 清洁变温毯表面，检查无漏水后铺于患者身下	5	4	3	1		
		2. 连接温毯机电源，变温毯与水箱之间的两根水管连接紧密无漏水	5	4	3	1		
		3. 主机水箱内注入灭菌蒸馏水至水位线	5	4	3	1		
		4. 打开主机开关。温毯机正常转动后，调至需要的温度	5	4	3	1		
		5. 当所需温度大于38℃或小于35℃时，应同时按住温度控制键进行调节	5	4	3	1		
		6. 操作过程中注意保暖	5	4	3	1		
		7. 实时监测体温变化	5	4	3	1		
		8. 当机器发出报警声时，可根据提示框内的提示查找原因	5	4	3	1		
		9. 停止使用变温毯时，先断开水箱与变温毯之间的水管再关闭电源开关	5	4	3	1		
操作后	12	1. 使用变温毯过程中实时监测体温，评估使用效果	3	2	1	0		
		2. 加强观察，出现异常及时处理	3	2	1	0		
		3. 整理用物、洗手、签字	3	2	1	0		
		4. 仪器用后清洁、备用	3	2	1	0		

续表

项目	总分	技术操作要求	评分等级				实际得分	备注
			A	B	C	D		
评价	8	1. 态度和蔼、关爱患者	2	1	0	0		
		2. 操作熟练，病情观察及时、护理到位	2	1	0	0		
		3. 出现问题能对应处理	2	1	0	0		
		4. 记录准确、及时、规范，签名清晰	2	1	0	0		
总分	100							

主考教师_____ 考核日期_____

第六节 体疗仪的使用

【目的】

促进排痰，避免痰液淤积，保持呼吸道通畅，预防肺部并发症。

【评估】

1. 患者神志，配合程度。

2. 患者病情、咳痰能力。

3. 患者生命体征，血氧饱和度情况。

4. 肺部听诊（听诊肺部痰鸣音，湿啰音的集中位置）。

【用物】

体疗仪、胸带（背心式、捆绑式）、一次性治疗巾（套）。

【操作步骤】

1. 核对医嘱。

2. 体疗仪使用前评估患者病情，对清醒患者进行解释，以取得患者的配合。

3. 洗手、戴口罩。

4. 携用物至患者床旁，连接电源。

5. 使用背心式胸带时协助患者尽量取端坐位，调整好背心肩带，以保证体疗效果。

6. 使用捆绑式胸带时需将气囊处放在患者背部，或根据病情选择将气囊处于左（右）侧胸部。

7. 连接管道并固定，管道不要放置过深。

8. 开机，选择频率：最低 5Hz；幅度：最低 2。

9. 体疗仪使用时，观察患者生命体征变化，根据患者耐受情况逐渐增加频率、幅度。每 5～10 分钟暂停一次，协助患者咳嗽，常规体疗时间 10～20 分钟。

10. 体疗仪使用完毕，整理用物，听诊双肺呼吸音，评估体疗效果，指导患者正确咳痰。

11. 洗手、记录。

操作流程：核对→评估→告知、解释→准备用物→再次核对→体疗前准备→体疗仪操作→整理用物→体疗后评估→指导→记录。

【注意事项】

1. 严格掌握隔离原则，及时更换一次性治疗巾（一人一巾），特别是感染患者。

2. 操作中应密切观察患者的生命体征变化，如有不适（循环波动、引流量突然增多、烦躁等）暂停使用。

3. 观察胸带充气情况，防止漏气发生。

4. 充气管管道不可抻拉过度，以防断裂。

5. 进食前 30 分钟或进食后 2 小时内不宜使用。

【评分标准】

体疗仪使用考核评分标准

科室＿＿＿＿＿＿＿＿　姓名＿＿＿＿＿＿＿　职称＿＿＿＿＿＿　得分＿＿＿＿＿＿＿

项目	总分	技术操作要求	评分等级				实际得分	备注
			A	B	C	D		
评估	20	1. 患者神志，配合程度	5	4	3	2		
		2. 患者病情、咳痰能力	5	4	3	2		

续表

项目		总分	技术操作要求	评分等级				实际得分	备注
				A	B	C	D		
评估		20	3. 患者生命体征，血氧饱和度情况	5	4	3	2		
			4. 肺部听诊（听诊肺部痰鸣音、湿啰音集中位置）	5	4	3	2		
操作前准备		10	1. 用物准备：体疗仪、胸带、一次性治疗巾	5	4	3	2		
			2. 患者准备：解释体疗仪使用目的，协助患者摆好体位	5	4	3	2		
操作过程	仪器使用	20	1. 正确连接体疗仪	10	8	6	4		
			2. 正确选择体疗仪使用频率、幅度	10	8	6	4		
	病情观察	20	1. 观察患者生命体征变化	10	8	6	4		
			2. 观察患者耐受情况	10	8	6	4		
	评估记录	20	1. 听诊双肺呼吸音，评估体疗效果	10	8	6	4		
			2. 准确、及时记录	10	8	6	4		
评价		10	1. 仪器使用熟练，对病情评估准确	5	4	3	2		
			2. 病情观察细致，与患者沟通到位	5	4	3	2		
总分		100							

主考教师_____   考核日期_____

第七节　鼻饲泵的使用

【目的】

通过胃管供给各种不能经口进食患者的营养、药物及水分。

【用物】

肠内营养输注器、鼻饲管、输液杆、电源线、鼻饲泵。

【操作步骤】

1. 接到医嘱，双人核对。

2. 评估

（1）患者病情、意识状态、合作程度。

（2）胃管是否在胃内，是否通畅，是否有胃潴留。

3. 向患者解释鼻饲目的及过程。

4. 抬高床头 30°。

5. 洗手、戴口罩，准备仪器并检查性能是否完好。

6. 安装泵并连接电源线。

7. 接通电源开关。

8. 安装鼻饲管，使鼻饲管中充满营养液，避免有空气。

9. 设置流速。

10. 设置输液总量。

11. 核对患者信息，将鼻饲管连接患者。

12. 按 "RUN" 开始加液。

13. 摆舒适体位，整理用物。

14. 洗手、记录、签字。

【注意事项】

1. 患者床头抬高 30°～35°以减少反流误吸的可能。

2. 鼻饲液温度为 38～40℃。

3. 鼻饲期间要加强血糖的监测。

4. 防止口腔感染，加强口腔护理。

【评分标准】

鼻饲泵的使用考核评分标准

科室_____ 姓名_____ 职称_____ 得分_____

项目	分值	技术操作要求	评分等级 A	B	C	D	实际得分	备注
操作前评估解释	10	接到医嘱，双人核对	2	0	0	0		
		1. 评估：患者病情、意识状态、合作程度	2	1	0	0		
		2. 胃管是否在胃内，是否通畅，是否有胃潴留	3	2	1	0		
		3. 向患者解释鼻饲目的及过程	3	2	1	0		
操作步骤	90	1. 抬高床头30°	5	0	0	0		
		2. 洗手、戴口罩，准备仪器并检查性能是否完好	5	3	1	0		
		3. 安装泵并连接电源线	5	0	0	0		
		4. 接通电源开关	5	0	0	0		
		5. 安装鼻饲管，使鼻饲管中充满营养液，避免有空气	20	15	10	5		
		6. 设置流速	5	0	0	0		
		7. 设置输液总量	5	0	0	0		
		8. 核对患者信息，将鼻饲管连接患者	10	5	0	0		
		9. 按"RUN"开始加液	10	0	0	0		
		10. 摆舒适体位，整理用物	10	5	0	0		
		11. 洗手、记录、签字	10	5	0	0		

主考教师_____　　　　考核日期_____

第八节　血脂净化仪的使用

血脂净化治疗（blood lipids purification therapy，BLPT）是依靠体外循环及相关的血浆脂蛋白分离技术去除高脂血症患者过高的血脂，单独或辅助治疗高脂血症及其并发症的一系列技术。对于药物治疗效果不理想的家族性高胆固醇血症患者，血脂净化治疗可以作为一种安全有效的治疗方式，并且与调脂药物联用可以明显降低患者的总胆固醇及低密度脂蛋白胆固醇水平，有助于延缓动脉粥样硬化的形成和发展。血脂净化治疗技术包括阴离子吸附柱法、肝素介导沉淀法、双重滤过血浆置换法和免疫吸附法。下面主要以双重滤过血浆置换技术为例进行介绍。

【目的】

双重滤过血浆置换是将血浆分为两部分处理，首先将全血通过血浆分离器（Ⅰ级膜）分离出血细胞和血浆，血浆通过血浆成分分离器（Ⅱ级膜）将胆固醇等成分与其他血浆成分分离，最后从Ⅰ级膜分离出的血细胞与从Ⅱ级膜分离出的其他血浆成分回输至体内，清除体内过多胆固醇，从而达到降低血脂、增强抗氧化、改善高凝状态和增强血管内皮细胞功能的目的。临床上用于成人及儿童纯合子家族性高胆固醇血症患者、药物治疗控制欠佳的成人杂合子家族性高胆固醇血症患者。

【评估】

1. 评估患者病情稳定程度和用药情况，记录心电图、血常规、生化、凝血功能、免疫球蛋白以及冠脉 CT 或造影等检查结果，协助医生确定治疗方案。资料齐全。

2. 评估外周静脉（肘正中）条件以确定静脉通路留置方法。

3. 评估患者对 BLPT 的认知及反应、患者的合作程度及目前的心理状态。

4. 监测生命体征及空腹体重，评估患者生命体征是否在正常范围内，术前进食、饮水情况。

【用物】

血液净化机、血浆分离器、血浆成分分离器、血液净化管路、排液容器、心电监护仪、血液透析中心静脉管 1 个或透析用留置针 2 个、碘伏、无菌手套、无菌纱布、无菌治疗巾、拔管包、心电监护用电极片、5ml 注射器、20ml 注射器、利多卡因 100mg、0.9% 氯化钠溶液 3000ml、0.9% 氯化钠溶液 500ml、0.9% 氯化钠溶液 100ml、肝素钠 100mg、抢救用药等。

【操作步骤】

1. 洗手、戴口罩。

2. 治疗前的护理

（1）做好患者及家属的健康宣教，告知治疗原理、方法、治疗过程中的注意事项、可能出现的不良反应和风险以及配合方法，取得其同意、合作，并签署知情同意书。解除患者顾虑，引导和鼓励家属提供情感支持。

（2）治疗前详细了解病情，进行全面体格检查，监测生命体征，了解患者是否存在禁忌证。测量空腹体重并记录。

（3）治疗前指导患者正常进食、饮水及服药，嘱患者排空大小便。

（4）将患者安排至单人房间，治疗环境要求清洁、安静，准备好心电监护仪、急救设备以及急救药品。

（5）开启血液净化机，安装血液管路、血浆分离器和血浆成分分离器并预冲。

（6）双侧肘正中静脉留置透析用静脉针，或协助医生留置中心静脉导管，做好穿刺部位和管路的维护。

3. 治疗时的护理

（1）核对和安抚患者，消除患者紧张情绪，争取更好地配合。

（2）协助患者平卧于治疗床上，留置导管下放置无菌治疗巾或纱布。

（3）安置心电监护系统，监测生命体征，如有异常及时报告医生。

（4）遵医嘱设置治疗参数，包括目标血浆处理量、分离流量、弃液流量、补液流量、肝素钠用量和加温器温度。

（5）消毒并抽吸患者外周/中心静脉导管管路，确认管路通畅，连接入口及出口端管路并妥善固定。

（6）开启血泵，设置初始血液流量，观察管路血流情况，询问患者有无不适，监测生命体征。

（7）遵医嘱注射首次负荷肝素钠溶液。

（8）开启治疗模式，调整适宜血液流量，监测并记录脱血压、入口压和静脉压，如异常报警立即查找原因，及时处理。

（9）监测并记录血浆分离器跨膜压（TMP1）及血浆成分分离器跨膜压（TMP2），遵医嘱及时调整肝素剂量、弃液流量和补液流量，观察滤出血浆颜色，判断是否发生溶血或滤器破膜。

（10）卧床制动治疗期间，鼓励患者表达需求，提供视频和书籍阅览，满足其生活需要，选择适宜的时机安排家属探视，减轻负面情绪。

4. 治疗后护理

（1）连接 0.9% 氯化钠溶液，回收血浆和血液。

（2）断开两端管路，肝素钠盐水封管。

（3）询问患者有无不适，测量生命体征，遵医嘱完成血液常规、免疫球蛋白、血脂、凝血功能等血液检查。

（4）拔除外周/中心静脉导管并按压，肘正中静脉穿刺局部加压止血 10~15 分钟，股静脉穿刺局部加压包扎 1~2 小时。

（5）密切观察患者穿刺部位有无局部出血、血肿及麻木肿胀感等，如无出血改为无菌敷料贴覆盖。

（6）嘱患者卧床 15~30 分钟后再下床活动。

（7）废弃管路，整理用物，洗手、签字、记录。

操作流程：核对→评估→备物→告知、解释→再核对→治疗前准备→BLPT 操作→治疗后观察、护理→指导→整理用物→

记录。

【注意事项】

1. 治疗前正常进食、饮水，以增加患者对治疗的耐受性。

2. 严格执行查对制度，防止差错。

3. 经肘正中静脉穿刺患者如在治疗中发生脱血不良，可嘱其进行握拳、松拳活动或适量饮水以扩充血容量。

4. 监测 TMP1 和 TMP2 并及时报告医生，以便调整治疗方案。

5. 拔除导管后，肘正中静脉穿刺局部加压止血 10～15 分钟，股静脉穿刺局部加压包扎 1～2 小时，密切观察穿刺部位情况。

6. 治疗结束后，嘱患者卧床 15～30 分钟后再下床活动，预防低血压发生。

【评分标准】

血脂净仪治疗（BLPT）护理技术操作评分标准

科室_____ 姓名_____ 职称_____ 得分_____

| 项目 | 总分 | 技术操作要求 | 评分等级 | | | | 实际得分 | 备注 |
			A	B	C	D		
仪表	3	仪表端庄、服装整洁、戴口罩、洗手	3	2	1	0		
评估	10	1. 患者病情稳定程度和用药情况以及心电图、血常规、生化、凝血功能、免疫球蛋白及冠脉CT或造影等检查结果资料是否齐全	4	3	2	0		
		2. 外周静脉（肘正中）条件	2	1	0	0		
		3. 患者对 BLPT 的认知及反应，合作程度，目前的心理状态	2	1	0	0		
		4. 生命体征、空腹体重，术前进食、饮水情况	2	1	0	0		
操作前准备	17	1. 患者及家属的健康宣教并签署知情同意书	3	2	1	0		

续表

项目	总分	技术操作要求	评分等级				实际得分	备注
			A	B	C	D		
操作前准备	17	2. 了解患者病情及合作程度，测量生命体征、空腹体重	3	2	1	0		
		3. 治疗前指导患者正常进食、饮水及服药，嘱其排空大小便	3	2	1	0		
		4. 安排患者至单人房间，治疗环境要求清洁、安静，准备好心电监护仪、急救设备以及急救药品	2	1	0	0		
		5. 开启血液净化机，安装血液管路、血浆分离器和血浆成分分离器并预冲	3	2	1	0		
		6. 留置透析用静脉针或中心静脉导管，做好穿刺部位和管路的维护	3	2	1	0		
操作过程	35	1. 查对医嘱，核对患者，解释治疗目的，取得配合	3	2	1	0		
		2. 患者卧位正确，留置导管下放置无菌治疗巾或纱布	3	2	1	0		
		3. 安置心电监护系统，监测患者生命体征，如有异常及时报告医生	3	2	1	0		
		4. 遵医嘱设置治疗参数	2	1	0	0		
		5. 消毒并抽吸患者外周或中心静脉导管管路，确认管路通畅，连接入口及出口端管路并妥善固定	5	3	1	0		

续表

项目	总分	技术操作要求	评分等级				实际得分	备注
			A	B	C	D		
操作过程	35	6. 开启血泵，设置初始血液流量，观察管路血流情况，询问患者有无不适，测量生命体征	5	4	2	0		
		7. 遵医嘱注射首次负荷肝素钠溶液	2	1	0	0		
		8. 开启治疗模式，调整适宜血液流量，监测并记录各压力值，如异常报警立即查找原因，及时处理	5	3	1	0		
		9. 监测并记录 TMP1 及 TMP2，遵医嘱及时调整肝素剂量、弃液流量和补液流量，观察滤出血浆颜色	5	3	1	0		
		10. 卧床制动治疗期间，鼓励患者表达需求，满足生活需要，减轻负面情绪	2	1	0	0		
操作后	20	1. 连接0.9%氯化钠溶液，回收血浆和血液	3	2	1	0		
		2. 断开两端管路，肝素钠盐水封管	3	2	1	0		
		3. 询问患者有无不适，测量生命体征，完成各项检查	3	2	1	0		
		4. 拔除静脉导管并正确按压及包扎	3	2	1	0		
		5. 观察患者穿刺部位有无异常，予无菌敷料贴覆盖	3	2	1	0		

续表

项目	总分	技术操作要求	评分等级				实际得分	备注
			A	B	C	D		
操作后	20	6. 嘱患者卧床 15～30 分钟后再下床活动	2	1	1	0		
		7. 废弃管路，整理用物，洗手、签字、记录	3	2	1	0		
评价	15	1. 态度和蔼，与患者的沟通恰当，关爱患者	2	1	0	0		
		2. 操作规范、熟练，病情观察及时、护理到位	2	1	0	0		
		3. 严格执行无菌操作技术和查对制度	2	1	0	0		
		4. 能配合医师进行急救处理	2	1	0	0		
		5. 记录及时准确规范，签名清楚	2	1	0	0		
		6. 提问目的、注意事项	5	4	3	2		
总分	100							

主考教师_____   考核日期_____

第九节 四肢血压测量仪的使用

【目的】

通过同时测量患者四肢的血压，判断动脉血管是否硬化或阻塞，诊断外周血管疾病。

【评估】

1. 评估仪器：工作状态是否良好。

2. 评估患者病情、年龄、合作程度、肢体是否缺如等。

【用物】

动脉硬化检测装置。

【操作步骤】

1. 了解患者病情，告知患者操作的目的和方法，并取得患者的合作。

2. 评估患者衣物是否适宜，嘱患者穿轻薄衣物或者脱去厚重衣物。

3. 准备好动脉硬化检测装置，开机启动，输入患者的信息。

4. 协助患者取正确舒适体位，按照袖带上下肢及左右标识正确固定袖带。要求上臂袖带动脉位置标记对准上臂内侧肱动脉处，袖带下端距离肘关节内侧 1~2cm，松紧以能插入两个手指为宜；下肢袖带箭头标识与脚踝内侧踝骨上端对应，松紧度以能插入一个手指为宜。

5. 将左右两侧心电传感器依次夹好，确认电极片在手腕内侧并密切贴合。

6. PCG 传感器安装部位在胸骨左缘第 4 肋间或者第 3 肋正中或者胸骨右缘第 2 肋间近侧。

7. 再次核对患者信息并确认，告知患者测量开始。

8. 当屏幕中 ECG 和 PEG 显示为 OK 时可以开始测量，PEG 信号灯在开始测量时三个以上灯亮为最理想状态，灯亮起两盏时也可以检测。

9. 测量一次结束后告知患者马上进行第二次测量，请保持不动。

10. 测量结束后将检测仪各部件从患者身上去除并协助患者穿好衣物，取舒适体位。

11. 整理动脉硬化检测装置并放置在固定位置。

12. 洗手、签字。

【注意事项】

1. 监测过程中应注意排除影响测量准确性的各种干扰因素，如衣物，活动等。

2. 测量前休息 5 分钟以上（受测者取仰卧姿势）。

3. 受测者穿着毛衣等厚重衣物时请其脱掉，只保留一件轻薄衣物，袜子脱至脚后跟处。

4. 提前告知患者测量中请勿移动身体并暂时不要讲话，以免影响测量结果。

5. 第一次接受下肢血压测量时患者容易紧张，应说明测量方法来缓和受测者的心情。

【评分标准】

动脉硬化检测装置操作评分标准（100 分）

科室_____　姓名_____　职称_____　得分_____

项目	总分	技术操作要求	评分等级				实际得分	备注
			A	B	C	D		
仪表	5	仪表端庄、服装整洁、戴口罩、洗手	5	4	3	2		
评估	10	1. 评估监测仪器：工作状态是否良好	5	3	1	0		
		2. 评估患者病情、年龄、合作程度、肢体是否缺如等	5	3	1	0		
操作中	65	1. 告知患者操作的目的和方法，并取得患者的合作	5	3	1	0		
		2. 协助患者脱去厚重衣物	5	3	1	0		
		3. 患者信息录入准确	5	3	1	0		
		4. 协助患者取正确体位	5	3	1	0		
		5. 袖带放置位置正确	10	6	4	0		
		6. 心电夹放置位置正确	5	3	1	0		
		7. PCG 传感器放置位置正确	5	3	1	0		
		8. 再次核对患者信息	5	3	1	0		

续表

项目	总分	技术操作要求	评分等级				实际得分	备注
			A	B	C	D		
操作中	65	9. 测量过程正确，同患者交流，告知注意事项	5	3	1	0		
		10. 测量结束后帮助患者穿衣物，取舒适体位	5	3	1	0		
		11. 整理动脉硬化检测装置并放置固定位置	5	3	1	0		
		12. 洗手，签字	5	3	1	0		
评价	20	1. 操作规范、熟练	5	3	1	0		
		2. 操作过程中对患者的观察到位，与患者沟通适当	5	3	1	0		
		3. 监测过程中及时发现并排除干扰因素	5	3	1	0		
		4. 提问注意事项	5	3	1	0		
总分	100							

主考教师_____　　　　考核日期_____

第十节　防下肢静脉血栓体疗仪的使用

防下肢静脉血栓体疗仪也称空气波压力治疗仪。主要通过对多腔气囊有顺序的反复充放气，形成了对肢体和组织的循环压力，从肢体的远端到肢体的近端进行均匀有序地挤压，促进血液和淋巴的流动，达到改善微循环的作用，加速肢体组织液回流，有助于预防血栓形成及肢体水肿，能够直接或间接治疗与血液淋巴循环相关的诸多疾病。

【目的】

1. 促进四肢血液循环，减轻、缓解四肢水肿。

2. 解除肿胀，缓解疼痛，预防下肢深静脉血栓形成。

3. 麻痹肢体的康复。

4. 改善肠道环境，消除便秘。

【评估】

1. 患者神志及配合程度。

2. 肢体有无伤口及有无出血倾向。

3. 肢体皮肤情况：有无压疮、皮疹、皮肤感染等。

4. 患者病情：生命体征等。

【用物】

双下肢体疗仪（体疗仪、充气管、套筒）、一次性治疗巾。

【操作步骤】

1. 核对医嘱。

2. 体疗仪使用前评估患者病情，清醒患者进行解释，以取得患者的配合。

3. 洗手、戴口罩。

4. 携用物至患者床旁，连接电源。

5. 协助患者取卧位或半卧位，评估双下肢皮肤，避开有破损侧肢体。

6. 开机，根据情况选择双下肢、左下肢、右下肢体疗仪体疗，压力调节应从低到高，根据患者适应度逐渐加大压力，充气速度调节应根据患者承受能力从较低开始选择，常规治疗时间为 15 分钟。

7. 将裤腿抚平紧贴皮肤，一次性治疗巾整齐包裹于肢体外侧，再套入套筒内，拉上拉锁。

8. 将体疗仪、充气管、套筒连接。

9. 按启动键开始体疗。到时间后体疗仪会报警三声，自动关机。

10. 体疗仪使用完毕，整理用物，观察患者情况，评估体疗效果，指导患者床上活动。

11. 洗手、记录。

操作流程：核对→评估→告知、解释→准备用物→再次核对→体疗前准备→体疗仪操作→整理用物→体疗后评估→指导→记录。

【注意事项】

1. 严格掌握隔离原则，特别是感染患者，及时更换一次性治疗巾（一人一巾），防止交叉感染。

2. 操作中应密切观察患者的生命体征变化，如有不适（循环波动、烦躁不耐受等）暂停使用。

3. 每次体疗前检查患肢，若有尚未结痂的溃疡或压疮，评估后应加以隔离保护后再进行体疗，若有出血伤口则应暂缓体疗。

4. 应在患者清醒下开始体疗且患者应无感觉障碍。体疗过程中应注意观察患肢的肤色变化情况，并询问患者的感觉。

5. 对年老、血管弹性差的患者，压力值从小开始，逐步增加到耐受为止。

6. 操作中观察套筒充气情况，防止漏气发生。充气筒、套筒应远离各种化学物品、金属锐器。

【评分标准】

防下肢静脉血栓体疗仪使用考核评分标准

科室_____ 姓名_____ 职称_____ 得分_____

项目	总分	技术操作要求	评分等级 A	B	C	D	实际得分	备注
评估	20	1. 患者神志，配合程度	5	4	3	2		
		2. 肢体有无伤口及有无出血倾向	5	4	3	2		
		3. 肢体皮肤情况：有无压疮、皮疹、皮肤感染等	5	4	3	2		
		4. 患者病情：生命体征等	5	4	3	2		
操作前准备	10	1. 用物准备：体疗仪、充气管、套筒、一次性治疗巾	5	4	3	2		
		2. 患者准备：解释体疗仪使用目的，协助患者摆好体位	5	4	3	2		

续表

项目		总分	技术操作要求	评分等级				实际得分	备注
				A	B	C	D		
操作过程	仪器使用	20	1. 正确连接体疗仪	10	8	6	4		
			2. 正确选择体疗仪使用压力、充气速度、治疗时间	10	8	6	4		
	病情观察	20	1. 观察患者生命体征变化	10	8	6	4		
			2. 观察患者耐受情况	10	8	6	4		
	评估记录	20	1. 询问患者感受，评估体疗效果	10	8	6	4		
			2. 准确、及时记录	10	8	6	4		
评价		10	1. 仪器使用熟练，对病情评估准确	5	4	3	2		
			2. 病情观察细致，与患者沟通到位	5	4	3	2		
总分		100							

主考教师_____ 考核日期_____

【参考文献】

[1] 陈月生,苏海. 四肢血压测量的临床价值[J]. 中华高血压杂志, 2012,20(2).

[2] 何铁春,罗岩,温志浩等. 四肢血压同步测量仪研制. 原理与医学实践[J]. 中国生物医学工程学报,2002,21(2).

第五章

复杂手术配合技术

第一节 冠状动脉旁路移植术的护理配合

冠状动脉旁路移植术（CABG），简称冠状动脉搭桥术，是治疗冠状动脉疾病的常用手术。CABG 就是在冠状动脉狭窄的近端和远端之间重新建立一条血管通道，使血液绕过狭窄部位到达远端，从而改善心肌缺血、缺氧状态。这种方法相当于在堵塞的道路上架一座桥，使原本无法通行的车辆顺利通过，因此，有人形象地将这种手术称为"心脏搭桥"。CABG 是目前国际上公认的治疗冠状动脉狭窄、心肌缺血最有效的方法之一，术后可以明显改善患者的生活质量。CABG 通过使用从胸部、腿部或手臂内取下的一条血管来绕过狭窄或阻塞的冠状动脉，从而有效地缓解或者解除患者心绞痛的症状，减少发生心肌梗死的概率，避免心肌梗死的发生。体外循环搭桥术（又称停跳搭桥）时借助"人工心肺机"代替心脏和肺脏的功能，同时全身降温，使心脏在静止的状态下接受手术。非体外循环搭桥术（又称不停跳搭桥）术中采用固定器固定心脏表面，需要搭桥的部位保持很小的运动，大部分心脏仍保持正常跳动为全身供血，使心脏在跳动的状态下完成手术。

【目的】

缓解或解除心绞痛的症状，改善心肌供血，避免心肌梗死的发生，提高生活质量和延长寿命。CABG 适合于冠状动脉阻塞严重、弥漫钙化且多支多处病变、支架术有较高风险或影响时。左主干病变时搭桥手术是首选。左主干一旦发生堵塞或再狭窄，容易发生猝死。CABG 的手术护理配合是为了保障手术的顺利进行，保证各个科室协作，提供优质的手术配合。

【评估】

1. 术前对患者心功能、全身情况及各冠状动脉分支病变特征作出全面评估，充分改善心功能，纠正心律失常，以及采取各种预防感染措施。对冠心病患者更要强调手术前的心理治疗与精神准备以减少急性心肌梗死的发生。评估患者是否存在禁忌证。

2. 评估患者对 CABG 的认知及反应，合作程度，目前的心理状态。

3. 手术当日，负责转运的手术室护士提前通知病房做好术前准备。转运护士执行术前访视，具体包括检查病历，核查患者姓名、性别、年龄、病历号、手术名称、手术知情同意书、输血知情同意书和麻醉知情同意书是否齐全且有患者与医生签字，化验单是否齐全、有无药物过敏史、有无既往病史、外科手术史等。与患者本人核实身份、是否禁食禁水、有无义齿、是否佩戴饰品等，完成患者评估工作。

【用物】

1. 器械敷料 搭桥敷料一套，心脏手术常规器械一套，取静脉械一套，搭桥器械一套，胸骨锯、乳内牵开器、侧壁钳、主动脉阻断钳、熊掌镊、心内除颤器、灯把。

2. 物品 主动脉打孔器，罂粟碱水，无菌盐水，5-0、6-0、7-0、8-0 prolene 线，7×17 涤纶编织线，1#丝线，7#丝线，2-0 编织线，2-0 prolene 线，3-0 可吸收线，电刀笔，弹力绷带，骨蜡，电刀擦，小号钛夹，冠状动脉刀，23#皮刀片，11#尖刀片，15#圆刀片，22#套管针，20ml 注射器，5ml 注射器，1ml 注射器，胸腔引流管，吸引器管，起搏导线，线绳，花生米，无菌脚套，皮肤保护膜，美敷贴。

3. 不停跳搭桥物品　心表固定器、喷雾系统、冠状动脉分流栓、血管阻断带。

【操作步骤】

1. 常规切皮开胸　递23#皮刀、电刀依次切开真皮、皮下组织、肌肉。递会阴剪，剪开剑突，片拉勾分离胸骨后间隙。电锯自剑突向上锯开胸骨，递骨蜡、电凝止血，牵开器牵开胸骨。

2. 乳内动脉剥离配合

（1）当医生取乳内动脉时，递乳内牵开器撑开胸骨，给予一块治疗巾铺于切口右侧，术者取坐位。

（2）显露乳内动脉后，给予镊子、电刀，从第4、5肋间开始游离。器械护士配置罂粟碱溶液，外科医生注入乳内动脉两侧，解除乳内动脉痉挛，在游离乳内动脉过程中，时刻准备好钛夹，随时夹闭侧支止血。

（3）切断乳内动脉：全身肝素化后，用扁桃钳夹于乳内动脉远端，组织剪剪断，观察血流量，用哈巴狗钳暂时夹闭近端，远端血管用7#线结扎。

（4）用含有罂粟碱的小纱布包裹乳内动脉，避免牵拉损伤，放于胸腔备用。

3. 取大隐静脉配合　一组医生取乳内动脉，同时另一组医生取大隐静脉。器械护士要以配合取乳内动脉的医生为主，兼顾配合取大隐静脉的医生。器械、巡回护士准备好肝素加罂粟碱溶液，器械护士将秃头针及7#线递于取大隐静脉的外科医生，取下的大隐静脉置于盛有肝素加罂粟碱的盐水中备用，避免锐器损伤。

4. 体外循环搭桥配合

（1）电刀切开心包，用单针 7×17 涤纶编织线悬吊，蚊氏钳固定。

（2）2-0 编织线缝主动脉荷包、灌注荷包、右心房荷包；升主动脉、右心房插管，建立体外循环，插主动脉灌注针头，阻断升主动脉。并将冰屑倒于心包腔内，保护心肌组织。

（3）缝心脏深部牵引线：7×17 涤纶编织线 2/3 长悬吊两针（根据需要套阻断管），蚊氏钳固定。

（4）检查并修剪大隐静脉：外科医生推注肝素水使血管充盈，用镊子、钛夹夹闭漏口或 7-0 prolene 线缝合。用静脉剪刀修剪静脉远端，剪成相应大小斜行开口。

（5）冠状动脉的远端吻合

①切开冠状动脉前壁：镊子、15#圆刀切开外膜及脂肪，冠状动脉刀切开动脉，沿纵轴用角度剪剪开开口两端（前向剪刀、回头剪刀或直角剪刀）至所需吻合的切口长度。用 7-0 prolene 线缝合。

②打结前检查吻合口是否严密和通畅，体外桥可推注血水。

③搭桥顺序：体外桥先吻合心脏左侧边缘支，再吻合右冠状动脉，最后吻合前降支。

④序贯吻合：如需行序贯吻合，先吻合完远端，再切开要吻合的冠状动脉前壁（15#圆刀、冠状动脉刀、角度剪）和静脉（冠状动脉刀、角度剪），用 7-0 prolene 缝合。

（6）乳内动脉的吻合

①修剪乳内动脉：用镊子、静脉剪刀、前向剪刀或直角剪刀（根据乳内动脉位置，如将乳内动脉拿至主刀近侧用前向剪刀，对侧用直角剪刀）、罂粟碱水。用蚊氏钳牵引。

②游离前降支病变远端：用镊子、15#圆刀、冠状动脉刀、前向剪、回头剪。

③缝合：可用 7-0 或 8-0 prolene 线，递精细圈镊，缝合完最后一针时，开放哈巴狗钳，打结检查是否出血并固定。

（7）近端吻合

①开放升主动脉，上侧壁钳。拔除冷灌针后，剪刀电刀游离主动脉外膜，用11#尖刀切开主动脉外膜，再用4.0或4.4mm打孔器打孔，及时擦净打孔器上的碎屑，防止碎屑脱落到血管内造成栓塞。

②将静脉长度量好，用静脉剪将近端角度修剪合适，用哈巴狗钳阻断静脉桥，蚊氏钳固定。

③缝合：用5-0 prolene或6-0 prolene线将桥血管与主动脉根部做端侧吻合。

④排气：近端全部吻合完，用1ml注射器在静脉桥上排气。开放哈巴狗钳。

（8）测流量：2mm或3mm的流量探头。

（9）停止体外循环：血压及心跳平稳，体温接近正常后停机，拔管。

（10）常规安放引流管，缝合心包，止血关胸，清点所有用物。

5. 非体外循环搭桥配合 非体外循环塔桥配合除了下述内容外，基本同体外循环搭桥配合。

（1）如需在不停跳下操作，需准备心表固定器、喷雾系统、分流栓、血管阻断带。

（2）搭桥顺序：先吻合前降支，再吻合边缘支或右冠状动脉。

【注意事项】

1. 物品准备必须齐全。

2. 严格执行查对制度，防止差错。

3. 搭桥器械精细，使用过程中轻拿轻放，妥善使用，注意保护。

4. 器械护士传递器械时要做到稳、准、快，切忌影响术者操作。

5. 常温搭桥手术要随时做好应急准备（备好体外循环）。

【评分标准】

冠状动脉旁路移植术的护理配合操作评分标准

科室_____ 姓名_____ 职称_____ 得分_____

项目	总分	技术操作要求	评分等级				实际得分	备注
			A	B	C	D		
仪表	5	仪表端庄、服装整洁、摘除饰物、修剪指甲、戴口罩帽子	5	4	3	2		
评估	10	1. 评估病情及全身疾病状况，包括义齿、四肢活动度，以确定相关的危险因素，是否存在禁忌证、过敏史，资料齐全	4	3	2	1		
		2. 患者对 CABG 的认知及反应，合作程度及心理状态	2	1	0	0		
		3. 评估患者生命体征	2	1	0	0		
		4. 禁食、禁水情况	2	1	0	0		
术前准备	20	1. 手术用物准备充分	4	3	2	1		
		2. 铺置无菌器械台，刷手，穿无菌手术衣，无接触式戴无菌手套	6	4	2	0		
		3. 整理无菌器械台操作规范。与巡回护士正确清点器械、纱布、缝线	6	4	2	0		
		4. 协助外科医生消毒，铺巾	2	1	0	0		
		5. 各项交接、记录齐全规范	2	1	0	0		
术中操作	40	1. 常规切皮开胸	2	1	0	0		
		2. 乳内动脉剥离配合	3	2	1	0		
		3. 取大隐静脉配合	2	1	0	0		
		4. 建立体外循环配合	6	4	2	0		
		5. 冠状动脉的远端吻合	6	4	2	0		
		6. 乳内动脉的吻合	5	3	2	1		

续表

项目	总分	技术操作要求	A	B	C	D	实际得分	备注
术中操作	40	7. 近端吻合	5	3	2	1		
		8. 配合停体外循环，拔除插管	5	3	2	1		
		9. 止血关胸，清点所有用物	3	2	1	0		
		10. 术中观察术野情况，密切配合操作	3	2	1	0		
术后配合	10	1. 清点用物准确无误	3	2	1	0		
		2. 术后器械清洗处理方法正确。回收电刀、负极板、打孔器、（常温搭桥心表固定器、吹雾管）一次性耗材并毁形	3	2	1	0		
		3. 核对手术护理记录单并签字	2	1	0	0		
		4. 与器械管理人员认真交接器械	2	1	0	0		
评价	15	1. 能默契配合外科医生操作，气氛融洽	2	1	0	0		
		2. 严格执行无菌操作技术和查对制度	5	3	1	0		
		3. 熟悉手术步骤，操作规范，应变能力强，迅速、准确配合手术进行	3	2	1	0		
		4. 提问目的、注意事项	5	3	1	0		
总分	100							

主考教师_____ 考核日期_____

【参考文献】

[1] 龚凤球,成守珍,李美清. 非体外循环冠状动脉旁路移植术的手术

配合[J]. 现代临床护理,2008,09:49 - 50,62.

　[2] 陈树,罗敏,谭淑芳. 非体外循环下冠状动脉旁路移植术的护理配合[J]. 岭南现代临床外科,2011,04:313 - 314.

　[3] 宋玲,刘元春,许斌. 心脏不停跳冠状动脉旁路移植术同期非心脏手术的护理配合[J]. 护理学报,2013,21:52 - 55.

　[4] 刘元春,侯琳,罗琦,等. 不停跳冠状动脉旁路移植术中新技术的护理配合[J]. 护理学报,2014,07:68 - 70.

　[5] 王彩星,郜玉珍,刘晓英. 体外循环下冠状动脉旁路移植术的护理进展[J]. 护理研究(上旬版),2005,25:10 - 11.

　[6] 蓝惠兰. 冠状动脉旁路移植术的护理[J]. 护士进修杂志,1998,01:33 - 34.

第二节　改良扩大 Morrow 手术护理配合

梗阻性肥厚型心肌病（HOCM）是一种以室间隔非对称性肥厚，左心室流出道梗阻为特征的心肌病。主要表现为劳力性呼吸困难、心绞痛、晕厥和猝死。此外，肥厚型心肌病也是引起心衰等心血管疾病的常见因素梗阻性。

改良扩大 Morrow 手术是治疗梗阻性肥厚型心肌病的一种外科手术，手术经主动脉根部斜切口或横切口入路，牵拉主动脉右冠瓣，充分显露并探查肥厚室间隔及二尖瓣前叶。室间隔切除范围：上端在右冠瓣主动脉瓣环下方 3mm；右侧在右冠窦中点，向左冠窦方向 10 ~ 12mm，到左、右冠瓣交界处；纵行切除长度一般要切至二尖瓣乳头肌根部，长度 45 ~ 50mm，包括心尖部位和室间隔连接的异常肌束；切除厚度达室间隔基底部厚度的 50%。与经典的 Morrow 手术相比，切除的宽度和长度均有所扩大。术中对二尖瓣乳头肌和心室壁的粘连予以松解，对左室心尖部位的异常肌束进行切除。

【目的】

通过手术切除梗阻性肥厚心肌使有症状的梗阻性肥厚型心肌病者减轻其症状，改善生活质量。

【评估】

1. 完成心脏外科检查，以确定是否能够接受手术治疗。

2. 明确患者禁食水时间。

【用物】

心脏手术开台敷料包、心脏手术常规器械、Morrow 手术特殊器械、负压吸尘器、电刀、电刀擦、灯把、胸骨锯、11#、12#、15#、23#刀片各 2 个、7#丝线、粗线绳 3 个、12#尿管 2 根、3M 皮肤保护膜、无菌手套 5 副、500ml 0.9% 氯化钠注射液 4 袋、20ml 注射器 2 个、7×17 涤纶编织线、4×12 涤纶编织线、2-0 编织线、2-0 亚克线、5-0 prolene 线、4-0 prolene 线 2 针、6-0 prolene 线 2 针、2-0 prolene 线 2 根、3-0 可吸收线 2 根、骨蜡、涤纶编织片、6#钢丝 2 包、胸腔引流管 2 根，负压引流三通瓶 1 个、伤口美敷贴 1 个。

【操作步骤】

1. 洗手、整理衣物、戴外科口罩。

2. 按心脏外科无菌台铺置方法铺无菌台。

3. 按外科洗手方法进行手消毒后穿无菌衣、无接触法戴手套。

4. 同巡回护士清点器械、纱布、缝针。

5. 协助外科医生消毒铺巾、连接电刀、吸引器。

6. 配合外科医生胸骨正中切口开胸，胸骨锯开后电刀止血。

7. 牵开器牵开胸骨充分显露术野，5-6 针 7×17 涤纶编织线悬吊心包。

8. 建立体外循环。

（1）2-0 编织线 2 针缝主动脉荷包，第一针正针，第二针反针，荷包缝好后分别递线引子、套管、蚊式钳固定。

（2）2-0 编织线缝灌注荷包后递线引子、套管、蚊式钳固定。

（3）递带垫片 4-0 prolene 线，分别缝上、下腔静脉腔荷包。

（4）配合外科医生固定体外循环管道。

（5）递扁桃钳、组织剪、镊子，游离主动脉插管处主动脉外膜，递线绳、主动脉插管、11#刀完成主动脉插管，线绳固定主动脉插管后连接动脉管路，递 2 把血管钳固定动脉管路。

（6）分别递线绳、2 把蚊式钳、11#刀进行上、下腔插管。

9. 递蚊式钳、血管钳各 1 把固定停跳液灌注管道，递灌注针。

10. 递 2 - 0 亚克线双反针缝左心荷包后线引子、长套管、蚊式钳固定。递镊子、11#刀、长扁桃钳放置左心插管。

11. 降温，递主动脉阻断钳阻断升主动脉，递 11#刀切开主动脉壁后递 2 针 4×12 涤纶编织线悬吊主动脉壁，递直灌头灌注心脏停跳液。

12. 递拉钩、镊子探查肥厚心肌部位。

13. 递带垫片 5 - 0 prolene 线牵引线 2 针，心包腔内垫 2 块湿纱垫，经主动脉切口部分切除肥厚室间隔心肌，递 12#刀、镊子将准备切除心肌范围做标记，递 15#刀切除肥厚梗阻心肌，递 0.9% 氯化钠注射液 500ml 冲洗心腔后递吸引器吸出。

14. 递剪刀、镊子去除牵引线后递 6 - 0 prolene 线 2 针缝合主动脉壁。

15. 复温，停体外循环机后分别递管道阻断钳、11#刀、镊子撤除体外循环管道。

16. 递镊子、电刀充分止血后，递 11#刀、扁桃钳安放引流管。

17. 清点物品后逐层关闭心包、胸腔。

18. 递 2 - 0 prolene 线、3 - 0 可吸收线分别缝合肌肉组织、皮肤。

19. 递美敷贴贴于手术切口处。

20. 手术完成。

21. 收拾用物。

（1）一次性用物毁形放入医用垃圾袋内。

（2）敷料打包放进回收袋内。

（3）锐器放进锐器桶。

（4）手术器械做好初步清洗工作后与供应室相关人员做好交接班。

（5）术中病理存放妥当并做好登记及交接工作。

【注意事项】

1. 梗阻性肥厚型心肌病是一种常见的遗传性心脏病，常以左心室肌肥厚为主，多伴有呼吸困难、心前区疼痛、心悸、头晕、乏力，要求手术室护士准备用物要齐全，尽快实施手术，避免因用物准备不全而延长手术时间。

2. 改良扩大 Morrow 手术是在全麻、体外循环下进行的手术难度较大的心脏外科手术，外科医生的每一步操作必须做到精准，故手术室护士要熟练掌握手术配合步骤并熟知手术医生的习惯，能够根据手术进程传递用物，做好术中可能发生各种意外的准备。

3. 改良扩大 Morrow 手术是无菌手术，必须严格执行无菌操作，Morrow 手术特殊器械多为较长手柄，传递路径要严格控制在无菌范围内。

4. 同巡回护士共同做好术前、术中、术后物品的双人清点核对工作。

【评分标准】

改良扩大 Morrow 手术护理配合评分标准

科室_____ 姓名_____ 职称_____ 得分_____

项目	总分	技术操作要求	评分等级				实际得分	备注
			A	B	C	D		
仪表	5	仪表端庄、服装整洁、摘除饰物、修剪指甲、戴口罩帽子	5	4	3	2		
评估	10	1. 资料齐全，能够手术治疗	5	4	3	2		
		2. 患者禁食、水时间符合要求	5	4	3	2		

续表

项目	总分	技术操作要求	评分等级				实际得分	备注
			A	B	C	D		
术前准备	35	1. 用物一次性准备齐全	5	4	3	2		
		2. 铺置无菌器械台						
		（1）开台前检查所有用物有效期	5	4	3	2		
		（2）桌面上无菌巾至少6层	3	2	1	0		
		（3）桌巾下垂大于30cm	2	1	0	0		
		（4）物品放置合理	3	2	1	0		
		（5）操作遵守节力原则	2	1	0	0		
		（6）遵守无菌原则	5	4	3	2		
		3. 穿无菌衣方法正确	5	4	3	2		
		4. 戴无菌手套方法正确（无接触法）	5	4	3	2		
术中操作	35	1. 能够根据手术步骤及时传递用物	6	5	4	3		
		2. 术中器械、物品传递方法正确	8	6	4	2		
		3. 术中用物摆放合理	4	3	2	1		
		4. 术中无器械及用物落地	4	3	2	1		
		5. 遵守无菌原则	6	5	4	3		
		6. 查对制度	7	6	5	4		
术后配合	10	1. 锐器放入锐器桶	2	1	0	0		
		2. 一次性物品毁形放入医用垃圾桶	2	1	0	0		
		3. 敷料打包放入回收袋	2	1	0	0		
		4. 器械表面无血迹	2	1	0	0		
		5. 病理正确处置	2	1	0	0		

续表

项目	总分	技术操作要求	评分等级				实际得分	备注
			A	B	C	D		
评价	5	1. 态度端正	2	1	0	0		
		2. 操作娴熟	3	2	1	0		
总分	100							

主考教师_____　　　考核日期_____

【参考文献】

朱健.经导管心室隔消融术治疗肥厚性梗阻性心肌病[J].国外医学心血管疾病分册,2000,27(3):149.

第三节　全腔静脉肺动脉连接术的护理配合

【目的】

全腔静脉与肺动脉连接术为功能矫治性手术,通过将体静脉血直接注入肺动脉,进行氧合后回到心脏,再由心室把动脉血泵出到体循环动脉系统,以供应全身的需要。适用于单心室、三尖瓣闭锁等无法解剖双心室矫治的复杂紫绀型先天性心脏病,常用的手术方式有心室内隧道和外管道等。

【术前评估】

1. 年龄:手术最佳年龄为2~4岁,2岁以内患儿应先在4~6月时行双向Glenn术。

2. 心律:最好为窦性心律,心脏传导阻滞可在术后安装起搏器。心室内隧道手术较外管道更容易出现心律失常,心房扑动或颤动在术后较术前易于控制。

3. 平均肺动脉压力最好≤15mmHg,不超过18mmHg,肺血管阻力≤4 wood U/m^2。

4. 肺动脉发育情况:McGoon比≥1.8,肺动脉指数≥

$250mm^2/m^3$，包括一侧肺动脉缺如者。肺动脉分支发育良好的患者，指标可相应降低。

5. 心室、瓣膜功能：心室射血分数最好≥60％，左室舒张末期压力<10mmHg，如有中度以上的二尖瓣关闭不全需手术同期处理，行二尖瓣成形术或瓣膜置换术。

【术前准备】

1. 器械物品准备：除体外循环手术常规器械外，应准备4把无损伤阻断钳、心耳钳、笔式持针、精细镊子、7-0 prolene线、5-0 prolene线、测压管、Gore-Tex人工血管、打孔器（直径4mm）、临时起搏器，二次手术时备股动脉插管用物、摇摆锯、除颤电极板。

2. 药物准备：多巴胺、肾上腺素等血管活性药物，白蛋白、血浆、血小板等血液制品、生物蛋白胶等止血药物和材料。

【手术步骤及配合】

1. 仰卧位，消毒铺单，正中开胸（二次手术者游离股动脉备用）。

2. 肺动脉测压：5-0 prolene线缝荷包，测压针测压。

3. 建立体外循环：充分游离上下腔静脉、主肺动脉、左右肺动脉、无名静脉及奇静脉，主动脉、上下腔静脉插管转机，左心耳插管引流。

4. 上腔静脉-右肺动脉连接术

（1）在上腔静脉与右房连接处以Potts钳阻断，另一把Potts钳在上腔静脉直角插管近端阻断，剪刀离断上腔静脉后以5-0 prolene线连续往返缝合其近心端。

（2）Cooley钳钳夹右肺动脉，11#刀或动脉刀水平切开右肺动脉，角度剪刀扩大切口，7-0 prolene线连续缝合，将上腔静脉远心端与右肺动脉端侧吻合。

5. 下腔静脉-肺动脉连接术（主要分为外管道及内管道两种手术方式）。

（1）外管道：可不阻断主动脉，2把Potts钳在下腔静脉与右房连接处阻断并离断下腔静脉，5-0 prolene线连续往返缝合其近心端；在肺动脉瓣环上方以 2 把 Potts 钳阻断，剪刀横断主肺动脉，5 - 0 prolene 线连续往返缝闭其近心端及肺动脉瓣；5 - 0 prolene线连续缝合将 Gore - Tex 血管一端与下腔静脉端吻合，以剪刀或11#刀将人工血管修剪为合适的长度，5 - 0 prolene 线连续缝合将人工血管另一端与肺主动脉端吻合。Cooley 钳钳夹右心房侧壁，11#刀切开约4mm切口，相邻位置的人工血管侧壁以 4mm 打孔器开窗，5 - 0 prolene 线连续缝合将右心房切口与人工血管侧吻合。

（2）内管道：需阻断主动脉停跳下进行，灌注停跳液，心表敷冰；切开右房，取人工血管，5 - 0 prolene 线连续缝合将人工血管一端与下腔静脉行腔内吻合，人工血管侧壁以 4mm 打孔器开窗；切开右心房上壁，人工血管另一端与右心房切口以5 - 0 prolene线连续缝合吻合（出针点可带心包条做垫片以减少出血）；Cooley 钳钳夹右肺动脉下壁，11#刀或动脉刀水平切开，5 - 0 prolene线连续缝合将人工血管上端与右肺动脉下壁端侧吻合；肺主动脉及肺动脉瓣的处理同心外管道；缝合右心房切口排气后打结，主动脉根部充分排气后开放循环。

6. 逐步停机、拔管，彻底止血，安放引流，清点纱布、器械无误后，逐层关胸。

【注意事项】

1. 复杂先心病患儿往往开胸后根据具体情况决定手术方式，应为不同术式准备相应的器械及用物。

2. 全腔手术操作复杂、手术时间长，器械护士应熟悉各类全腔手术的手术步骤、主刀医师习惯，默契配合以确保手术顺利进行。

3. 手术的切口、吻合口极多，应管理好术中用线，谨防丢失。

4. 这类患者均为紫绀型先天性心脏病，凝血功能较差，加之转机时间长，应备足血液制品、凝血药物和凝血材料等。

5. 二次手术者胸腔粘连严重，开胸过程易出现大出血及室颤，应提前准备除颤电极板及摇摆锯等。

【评分标准】

全腔静脉肺动脉连接术的护理配合评分标准

科室_____ 姓名_____ 职称_____ 得分_____

项目	总分	技术操作要求	评分等级				实际得分	备注
			A	B	C	D		
仪表	5	仪表端庄、服装整洁、摘除饰物、剪指甲、戴口罩帽子	5	4	3	2		
评估	10	1. 明确手术适应证	5	4	3	2		
		2. 患者禁食、水时间正确	5	4	3	2		
术前准备	20	1. 体外循环手术常规器械及阻断钳、心耳钳、精细器械	10	8	6	4		
		2. 各种缝合线、Gore - Tex 血管、打孔器、股动脉插管用物、摇摆锯、除颤电极板等用物	10	8	6	4		
术中操作	45	1. 消毒铺单、正中开胸	5	4	3	2		
		2. 建立体外循环	8	8	6	4		
		3. 上腔静脉肺动脉连接术	8	4	3	2		
		4. 下腔静脉肺动脉连接术	8	4	3	2		
		5. 开窗	5	4	3	2		
		6. 撤除体外循环	6	5	4	2		
		7. 止血关胸	5	4	3	2		
术后配合	5	术后手术用物按要求处理	5	4	3	2		
评价	15	1. 了解患者病情，准备工作充足	5	4	3	2		
		2. 洗手、穿衣、整理器械、消毒铺单、手术配合过程无菌操作	5	4	3	2		
		3. 熟悉手术步骤，应变能力强，迅速、准确配合手术进行	5	4	3	2		
总分	100							

主考教师_____　　　　　考核日期_____

第四节 肺动脉血栓内膜剥脱术
的护理配合

慢性肺动脉血栓是急性肺动脉栓塞未经及时溶栓治疗或药物治疗效果不佳，血栓在肺动脉内停留、机化并逐渐沿肺动脉血管床生长的结果，也可是肺动脉内皮细胞本身受损使 t - PA 抑制物的产生受影响，内皮下结构暴露而促使血栓形成，从而引起肺循环受阻的临床和病理生理的综合征。肺动脉血栓内膜剥脱术（PTE）是慢性肺动脉血栓的有效治疗手段。

【目的】

通过了解肺动脉血栓内膜剥脱术的手术方法、操作步骤，熟练完成手术配合，对患者在手术期间实施安全护理。

【评估】

1. 经磁共振成像、计算机断层扫描和肺动脉造影显示肺动脉内有栓塞。

2. 询问患者情况，禁食 8 小时、禁水 4 小时，有无手术必用药物过敏史，测量生命体征，评估患者生命体征是否在正常范围内等。

【用物】

心脏手术开台敷料包，心脏手术常规器械：肺动脉栓塞特殊器械、长镊子、长针持、长剪刀、剥离子、无菌除颤板、7×17 涤纶编织线、4×12 涤纶编织线、2 - 0 编织线、5 - 0 prolene 线、23#刀片、11#刀片、15#刀片。

【操作步骤】

1. 常规开胸，4~5 针 7×17 涤纶编织线悬吊心包。

2. 缝荷包线：两针 2 - 0 编织线缝合主动脉插管荷包，两把文氏钳、套管分别固定；一针 4 - 0 prolene 线缝合上腔静脉荷包，一把蚊氏钳、套管固定；一针 2 - 0 编织线缝合下腔静脉荷包线，一把蚊氏钳、套管固定；一针2 - 0编织线缝合左心引流管荷包，一把蚊氏钳、套管固定。

3. 建立体外循环：递主刀医生11#刀、主动脉插管，一助镊子、扁桃体钳提拉主动脉壁外膜，主刀插主动脉插管，白线绳固定插管与荷包线，两把血管钳固定动脉插管管路；递主刀镊子、11#刀，一助镊子、蚊氏钳各一把，待主刀切开上腔静脉切口后，递直角上腔管，白线绳固定插管与荷包线；递主刀11#尖刀，助手镊子、吸引器，待主刀切开下腔静脉后递下腔插管；递主刀镊子、灌注针头，一助手镊子提拉灌注荷包线，插灌注针头；递无菌冰屑给心脏表面降温。

4. 递主刀镊子、电刀充分游离肺主动脉，上腔静脉显露左右肺动脉。

5. 插左心引流管、阻断升主动脉：待心室颤动时，递主刀镊子、11#刀，经右上肺静脉插左心引流管。当鼻咽温达20℃时，递主刀主动脉阻断钳，阻断升主动脉，灌注停跳液。

6. 探查、剥离左右肺动脉栓塞：递主刀镊子、11#刀、剪刀，一助两把镊子，切开主肺动脉，然后切开右肺动脉，1～2针4×12涤纶编织线悬吊肺动脉壁，蚊氏钳固定；递主刀镊子、剥离子、剪刀，一助镊子、吸引器，从血栓起始部位建立剥离层，停循环时剥离血栓及机化的内膜，待右肺动脉栓塞清除后，去掉右肺动脉悬吊线，继续清除左肺动脉内栓塞。

7. 缝合肺主动脉、右肺动脉切口：两针5 - 0 prolene线分别缝合肺主动脉、右肺动脉切口。

8. 心脏排气，开放升主动脉，等待复温及心脏复跳。

9. 停体外循环及拔除体外循环插管、递主刀镊子、11#刀切断白线绳，助手管道阻断钳夹闭上腔管道，拔除上腔静脉插管；停体外循环后，递助手管道阻断钳夹闭下腔静脉管道，拔除下腔静脉插管；递管道阻断钳夹闭左心引流管，拔除左心引流插管；递主刀镊子夹闭灌注针头切口，拔除灌注针头；待给完鱼精蛋白后，递主刀11#刀切断白线绳，镊子夹闭主动脉插管切口，拔除主动脉插管。

10. 常规止血关胸。

【注意事项】

1. 由于手术需要深低温停循环且手术时间长，需要大量无菌冰泥，给心脏表面降温，保护心肌细胞。

2. 手术医生探查、剥离栓塞时，每次深低温停循环时间不超过 20 分钟，且动作快速、轻柔，此时器械护士传递器械时要做到稳、准、快，切忌影响术者操作。

3. 如心脏升主动脉开放、心脏复跳时，遇心脏跳动异常，可用无菌心内除颤板进行除颤。

4. 由于手术患者病情重、手术难度系数大，拔除完的插管及管路请保留在手术台上，待关胸时，术者确定患者病情稳定后再拿离无菌台。

【评分标准】

肺动脉血栓内膜剥脱术护理配合要点评分标准

科室_____ 姓名_____ 职称_____ 得分_____

项目	总分	技术操作要求	评分等级				实际得分	备注
			A	B	C	D		
仪表	5	仪表端庄、服装整洁、摘除饰物、修剪指甲、戴口罩帽子	5	4	3	2		
评估	10	1. 评估病情及全身疾病状况，包括义齿、四肢活动度，以确定相关的危险因素，是否存在禁忌证、过敏史。资料齐全	4	3	2	1		
		2. 患者对 PTE 的认知及反应，合作程度及心理状态	2	1	0	0		
		3. 评估患者生命体征	2	1	0	0		
		4. 禁食、禁饮情况	2	1	0	0		

续表

项目	总分	技术操作要求	评分等级				实际得分	备注
			A	B	C	D		
术前准备	20	1. 手术用物准备充分	4	3	2	1		
		2. 铺置无菌器械台，刷手，穿无菌手术衣，无接触式戴无菌手套	6	4	2	0		
		3. 整理无菌器械台操作规范。与巡回护士正确清点器械、纱布、缝线	6	4	2	0		
		4. 协助外科医生消毒，铺巾	2	1	0	0		
		5. 各项交接、记录齐全规范	2	1	0	0		
术中操作	40	1. 常规切皮、开胸配合	3	2	1	0		
		2. 缝合插管荷包配合	5	2	1	0		
		3. 建立体外循环配合	5	4	3	2		
		4. 探查、剥离左右肺动脉栓塞	8	6	4	2		
		5. 缝合肺主动脉、右肺动脉切口配合	5	4	3	2		
		6. 停止体外循环配合	5	4	3	2		
		7. 止血关胸、清点所有用物	4	3	2	1		
		8. 术中严密观察患者生命体征变化及术野内操作过程	5	3	2	1		
术后配合	10	1. 清点用物准确无误	3	2	1	0		
		2. 术后器械清洗处理方法正确；回收（电刀、负极板等）一次性耗材并毁形	3	2	1	0		
		3. 核对手术护理记录单并签字	2	1	0	0		
		4. 与器械管理人员认真交接器械	2	1	0	0		

续表

项目	总分	技术操作要求	评分等级				实际得分	备注
			A	B	C	D		
评价	15	1. 能默契配合外科医生操作，气氛融洽	2	1	0	0		
		2. 严格执行无菌操作技术和查对制度	5	3	1	0		
		3. 熟悉手术步骤，操作规范，应变能力强	3	2	1	0		
		4. 提问目的、注意事项	5	3	1	0		
总分	100							

主考教师_____　　　　考核日期_____

【参考文献】

[1] 吴清玉,吴永波,王东进,等.慢性肺动脉栓塞的外科治疗.中华心血管病杂志,1999.27(2):18-19.

[2] 宋云虎,吴永波,柳志红,等.30例肺动脉血栓内膜剥脱术临床结果[J].中国循环杂志,2006,21(04):294-296.

第五节　房、室间隔缺损经胸封堵术的护理配合

一、房间隔缺损经胸封堵的护理配合

房间隔缺损(atrial septal defect,ASD)是心房间隔先天性发育不全所致的左右心房间异常交通。分原发孔缺损和继发孔缺损2类,以后者多见。继发孔缺损位于冠状静脉窦口后上方,分下列3型:卵圆孔型(中央型)、上腔静脉型和下腔静脉型。原发孔缺损位于冠状静脉窦口前下方,可合并二尖瓣大瓣裂,称部分性房室间隔缺损。

【目的】

通过经胸小切口非体外循环(CPB)下经食管超声心动图

(TEE)引导房间隔缺损(ASD)封堵术以达到治疗先天性心脏病的目的。

【评估】

1. 完成相关术前各项检查,以确定该手术的指征,评估全身疾病状况,以确定相关的手术危险因素。是否存在禁忌证和药物食物过敏。询问患者躯体情况,包括义齿、皮肤。

2. 患者对 ASD 的认知反应,合作程度,目前心理状态。

3. 测量生命体征,评估患者生命体征是否在正常范围内,患者禁食、禁饮情况。

【用物】

1. 器械敷料:小儿(成人)心脏手术器械包,敷料包,胸骨锯,盆,持物钳,微型牵开器,打结器,120 笔式针持,120 镊子。

2. 一次性物品:5×12 涤纶编织线、7#丝线、涤纶片、5-0 pro-lene 线、4-0 prolene 线、3-0 可吸收线、4-0 可吸收线、手套、电刀、纱布、16#套管针、刀片、骨蜡、吸引器连接管、手术皮肤贴膜、美敷、20ml 注射器、胸腔引流管、封堵器和外科输送系统。

【手术步骤及配合】

1. 手术体位及切口

(1)仰卧位-正中切口。

(2)仰卧位-右侧第4肋间。

2. 麻醉方法:气管插管全身麻醉。

3. 常规消毒铺巾

(1)取剑突下微创切口,牵开器牵开胸骨,用5×12 涤纶编织线悬吊心包。

(2)取右侧胸骨旁第4肋间切口,牵开器牵开胸骨,用5×12 涤纶编织线悬吊心包。

4. 用食管超声探查 ASD 位置及大小,选择型号合适的封堵器及外科输送系统放入已备好的肝素盐水中浸润备用。

5. 右房表面5-0 prolene 双头针带垫片缝荷包,套管,蚊式钳,16#套管针穿刺右房,依次置入导丝及鞘管通过房缺。

6. 食管超声提示无残余分流,各瓣膜无异常,释放封堵器,依次撤出导丝及鞘管。

7. 放置引流管。

8. 常规止血关胸,清点手术器械及敷料,逐层缝合手术切口。

【注意事项】

1. 熟悉手术步骤,严格无菌操作,减少术后并发症。

2. 术中默契配合,认真核对封堵器及外科输送系统型号。

3. 摆放体位时注意保护患者的皮肤,特别是足跟骶尾处更应加以保护。

4. 调节合适的室内温度,注意患者保暖。

5. 密切观察病情,随时准备常规外科手术。

二、室间隔缺损经胸封堵术的护理配合

室间隔缺损(ventricular septal defect,VSD)是由于胚胎发育不全造成的心室间隔部位异常通道,并经此缺损出现左向右血液分流。临床根据缺损部位分为 4 型:①膜部缺损,多见。包括单纯膜部缺损、膜周型(嵴下型)和隔瓣下型缺损。②漏斗部缺损,少见。包括干下型和嵴上型缺损。③肌肉部缺损,较少见。常为多发。④左室—右房分流型缺损。

【目的】

同 ASD。

【评估】

同 ASD。

【用物】

同 ASD。

【手术步骤及配合】

1. 手术体位及切口

(1)仰卧位 - 正中切口。

(2)仰卧位 - 左侧第 4 肋间。

2. 麻醉方法:气管插管全身麻醉。

3. 常规消毒铺巾

(1)取剑突下微创切口,牵开器牵开胸骨,用 5 × 12 涤纶编织线悬吊心包。

(2)取左侧胸骨旁第四肋间切口,牵开器牵开胸骨,用 5 × 12 涤纶编织线悬吊心包。

4. 用食管超声探查 VSD 位置及大小,选择型号合适的封堵器及外科输送系统放入已备好的肝素盐水中浸润备用。

5. 右室表面 5 − 0 prolene 双头针带垫片缝荷包,套管,蚊式钳,16#套管针穿刺右室,依次置入导丝及鞘管通过室缺。

6. 食管超声提示无残余分流,各瓣膜无异常,释放封堵器,依次撤出导丝及鞘管。

7. 放置引流管。

8. 常规止血关胸,清点手术器械及敷料,逐层缝合手术切口。

【注意事项】

同 ASD。

【评分标准】

房、室间隔缺损经胸封堵术的护理评分标准

科室_____ 姓名_____ 职称_____ 得分_____

项目	总分	技术操作要求	评分等级				实际得分	备注
			A	B	C	D		
仪表	5	仪表端庄,服装整洁,戴手术帽、口罩、头发不得外露,检查指甲,六步洗手法	5	4	3	2		
评估	10	1. 评估全身疾病状况	2	1	0	0		
		2. 是否存在禁忌证和药物食物过敏	2	1	0	0		
		3. 询问患者躯体情况,包括义齿、皮肤	2	1	0	0		
		4. 评估患者生命体征是否在正常范围内	2	1	0	0		
		5. 患者禁食禁饮情况	2	1	0	0		

续表

项目	总分	技术操作要求	评分等级				实际得分	备注
			A	B	C	D		
术前准备	20	1. 用物准备充分	3	2	1	0		
		2. 无菌物品名称,有效期,包装完整性,有无潮湿破损	3	2	1	0		
		3. 铺无菌台,一次性无菌物品和敷料打到无菌台上	2	1	0	0		
		4. 刷手,提前 10~15 分钟,刷手方法、时间、步骤正确	2	1	0	0		
		5. 穿无菌手术衣、戴无菌手套方法正确	2	1	0	0		
		6. 整理手术器械车,清点用物:器械、纱布、针线,准备好消毒纱布及开台用物,码好针线	2	1	0	0		
		7. 协助外科医生消毒、铺巾,铺单方法、顺序正确	2	1	0	0		
		8. 协助外科医生穿手术衣、戴手套	2	1	0	0		
		9. 各项交接、记录齐全规范	2	1	0	0		
术中操作	40	1. 常规切皮开胸	5	4	3	2		
		2. 5-0 prolene 双头针带垫片缝荷包,套管,蚊式钳,递 16#套管针	5	4	3	2		
		3. 手术步骤熟练,熟悉医生习惯,传递器械主动、准确、及时,主动接针、接线	5	4	3	2		
		4. 与巡回护士认真核对封堵器及输送系统型号并与术者确认无误	5	4	3	2		

续表

项目	总分	技术操作要求	评分等级				实际得分	备注
			A	B	C	D		
术中操作	40	5. 观察手术进程, 及时调整手术器械	5	4	3	2		
		6. 保持器械干净无血迹, 及时收回用过的器械	5	4	3	2		
		7. 手术器械摆放整齐, 不乱扔垃圾, 做好手术台上污物袋	5	4	3	2		
		8. 止血关胸, 清点所有用物	5	4	3	2		
术后配合	10	1. 清点用物准确无误	4	3	2	1		
		2. 回收电刀负极板等一次性耗材并毁形	2	1	0	0		
		3. 核对手术护理记录单并签字	2	1	0	0		
		4. 与器械管理人员交接器械, 准确无误方可离开	2	1	0	0		
评价	15	1. 态度和蔼, 与外科医生配合默契, 气氛融洽	4	3	2	1		
		2. 操作规范、熟练	4	3	2	1		
		3. 严格执行无菌操作和查对制度, 提问目的, 注意事项	4	3	2	1		
		4. 熟悉手术步骤, 应变能力强, 迅速、准确配合手术进行	3	2	1	0		
总分	100							

主考教师_____　　　考核日期_____

【参考文献】

[1] 曲华, 宋振兰. 手术室护士手册. 北京: 人民卫生出版社, 2011, 2: 319 – 320.

[2] 白波, 吴德全. 外科学. 北京: 人民卫生出版社, 2013: 337 – 338.

第六节 经电视胸腔镜二尖瓣置换术的护理配合

电视辅助胸腔镜手术(video – assisted thoracoscopic surgery, VATS)是使用现代摄像技术和高科技手术器械装备,在胸壁套管或微小切口下完成胸内复杂手术的微创胸外科新技术。而胸腔镜心脏手术是现代微创心脏外科的代表性手术,是近年来心脏瓣膜外科领域新的治疗手段。它具有减少手术创伤,加快患者恢复,减轻患者的心理负担等优点。

【目的】

通过熟悉胸腔镜辅助下二尖瓣置换手术的相关步骤,正确调节和使用胸腔镜等仪器设备,加深对胸腔镜等特殊器械时了解,术中严格无菌操作,及时准确的传递,密切配合术者,提高手术效率,顺利完成手术。

【评估】

1. 了解患者的一般状况,既往病史及过敏史等情况,评估患者躯体情况,如有无义齿,四肢活动度等,查阅病历,资料齐全。

2. 评估患者目前的心理状态,对疾病及手术方法的认知程度。

3. 评估患者的生命体征是否在正常范围,以及禁食、禁饮情况。

【用物】

1. 仪器设备:STORZ 胸腔镜影像系统,超声刀机器,吸引器、除颤仪、高频电刀、负极板回路垫等,各类仪器设备调试处于备用状态。

2. 手术用物:STORZ 30 度镜头,光源线,超声刀及连接线 1套,保温杯 1 个,软组织固定牵开器 3 个,常规开胸器械 1 套,胸腔镜心脏手术专用器械 1 套,左心房拉钩 1 套,长电刀头 1 个,长刀柄1 个,锁插器械 1 套,体外除颤负极板及连接线,纱布若干,一次性皮肤保护膜 3 个,美敷贴 2 个,吸引器管 1 个,500ml 的 0.9% 氯化钠注射液 2 袋,20ml 注射器 1 个,7×17 涤纶编织线 3 根,5-0 pro-lene 线 2 根,4-0 prolene 线 1 根,2-0 换瓣线,3-0可吸收线 2 根,7#丝线 1 包,23#、11#、15#刀片各一个,一次性胸腔引流管 1 根,水封瓶 1 个,16#穿刺针 1 个,成人导丝 1 根,扩张子 1 个。

【操作步骤】

1. 术前准备

(1)洗手、戴口罩,将帽子遮住所有头发,上衣束于裤内。

(2)铺置无菌台,将手术所用物品分类排列在无菌台上。

(3)提前 30 分钟按无菌操作规范刷手,穿无菌衣,戴无菌手套,整理器械台,与巡回护士清点器械、纱布、缝针等物品数目。

2. 术中配合

(1)体位摆放完毕后,协助外科医生消毒,铺巾,连接影像系统,超声刀,电刀,吸引器及体外循环各管道。

(2)于右侧股动、静脉处切开皮肤、皮下、筋膜,用头皮牵开器牵开,游离股动静脉,用直角钳及 7#丝线套带,并用5-0 prolene 线分别缝股动、静脉荷包,给 16#动脉穿刺针于股动脉处穿刺,将针芯拔出后,从穿刺针处置成人导丝,送至导丝无阻力后,将动脉插管从导丝处置于股动脉。用 7#丝线固定,接体外股动脉管,用 7×17涤纶编织线固定管道,同样方法插股静脉接体外股静脉管道。于右侧颈内静脉留置针处插入导丝,用股动脉插管管芯将皮肤扩开,将上腔静脉插管于导丝处置于上腔静脉,接体外上腔静脉管道,用7×17 涤纶编织线固定管道。

(3)胸壁做 3 个孔:递 23#刀切皮打孔,干纱布电凝止血,电刀头套胶套,防止灼伤周围组织,第一孔位于腋中线第 3 肋间,长1~2 cm,为主操作孔,第二孔位于锁骨中线第 4 肋间,做 MVR 术,此切口长约4 cm,第三孔位于右腋前线第 3 肋间,为胸腔镜入口,递软组织扩张固定器撑开切口,协助外科医生进行白平衡调试,准备 0.5% 碘伏,用于擦拭镜头。

(4)进入胸腔后,超声刀剪开心包,用 2-0 换瓣线 2/3 长悬吊数针,蚊式钳固定,充分显露术野。升主动脉根部使用 2-0 换瓣线缝合包,插灌注针入升主动脉,阻断钳阻断升主动脉,灌停跳液使心脏降温停跳,递长柄 11# 刀切开左房,用 2-0 换瓣线 2/3 长悬吊房壁,蚊式钳固定,同时用左心房拉钩将心房壁牵开,显露二尖瓣,递长柄 11# 刀、长柄剪刀切除病瓣,置入型号适宜的人工瓣膜,递 2-0 换瓣线数针缝合瓣膜,用打结器打结固定瓣膜,长剪刀剪线,调整手术床头低位,从冷灌针处倒吸排气,开放升主动脉,缝合左房切口递 4-0 prolene 线双头针带垫片连续缝合房壁。

(5)复温后,停体外循环,拔出插管,于胸腔镜孔放置一次性胸腔引流管,用 2-0 换瓣线固定,连接水封瓶。与巡回护士共同清点器械、纱布、缝针无误后,递 7×17 涤纶编织线缝胸壁组织,5-0 prolene 线缝合股动、静脉切口,3-0 可吸收线缝合皮下皮肤,覆盖伤口。

3. 术后整理 术后再次与巡回护士共同清点器械、纱布、缝针,将胸腔镜镜头,光源线,超声刀及连接线等用清水纱布擦净,低温消毒备用。

【注意事项】

1. 胸腔镜微创器械价格昂贵,且器械的结构均为杆细柄长,在使用中若管理不当极易断裂、毁损,因此,在手术进行中,凡未用的器械应平整地置放于专用的器械台上,需使用时迅速传递,用后及时收回并擦净,平放于器械台上,切忌随意地放在术野周围。

2. 管理好光源线,使其始终保持自然线段,不得有弯曲、打折、成角等现象,以免损坏光束。

3. 手术终止前后与巡回护士共同清点纱布、器械、缝针等,确保无误。

4. 在术前除准备好胸腔镜手术所用的器械外,还应备好开胸手术的器械与物品,如遇到紧急情况不能用胸腔镜处理时,及时配合开胸手术。

5. 术后胸腔镜器械的清洗是器械维护的重要步骤。镜头、光源线禁用水冲洗,应用柔软敷料擦拭;镜面不可用手去触摸或接触油性物质,以免损坏或影响使用效果;光源线,摄像头及导线切忌打折扭曲,清洗擦拭过程中动作要轻柔,切忌粗暴重摔。清洗器械时尤其要认真清理器械关节部位和开关处,避免由于清洗不细致而造成器械的损坏或影响使用效果。

6. 超声刀连续使用较长一段时间后,刀锋会变热,当停止使用时,刀锋不可触及患者、易燃物品,以免灼伤或致燃。停止使用后,在氯化钠注射液中空激发一次,将缝隙中的组织打出,以延长超声刀使用寿命。

【评分标准】

经电视胸腔镜二尖瓣置换术的护理配合评分标准

科室_____ 姓名_____ 职称_____ 得分_____

项目	总分	技术操作要求	评分等级				实际得分	备注
			A	B	C	D		
仪表	5	仪表端庄、服装整洁、摘除饰物、修剪指甲戴帽子口罩、洗手	5	4	3	2		
评估	10	1. 了解患者的一般状况,既往病史及过敏史等情况,评估患者躯体情况,如有无义齿,四肢活动度等,查阅病历,资料齐全	4	3	2	1		
		2. 评估患者目前的心理状态,对疾病及手术方法的认知程度	4	3	2	1		
		3. 评估患者的生命体征是否在正常范围,以及禁食、水的情况	2	1	0	0		
术前准备	15	1. 手术用物准备充分	2	1	0	0		
		2. 铺置无菌台,刷手、戴无菌手套	4	3	2	1		
		3. 整理器械台操作规范,与巡回护士清点器械、纱布、缝线准确	4	3	2	1		
		4. 各项交接,记录齐全规范	2	1	0	0		
		5. 协助外科医生消毒,铺巾,连接各种线路,管道准确	3	2	1	0		

续表

项目	总分	技术操作要求	评分等级				实际得分	备注
			A	B	C	D		
术中操作	45	1. 配合游离股动静脉及荷包缝制，器械传递到位，缝线传递准确	5	4	3	2		
		2. 配合插管方法正确	5	4	3	2		
		3. 胸壁切开器械传递正确	2	1	0	0		
		4. 协助悬吊心包，缝灌注荷包器械、缝线传递正确，超声刀使用方法正确	5	4	3	2		
		5. 阻断升主动脉，切开左心房，悬吊房壁，并配合安置左房拉钩	5	4	3	2		
		6. 协助剪除病瓣，置入适宜瓣膜，缝线传递正确	10	8	6	4		
		7. 协助排气，房壁缝合	3	2	1	0		
		8. 配合停体外循环，拔除插管	4	3	2	1		
		9. 清点用物，逐层关胸	4	3	2	1		
		10. 术中严密观察患者生命体征变化及术野内操作过程	2	1	0	0		
术后配合	10	1. 清点用物准确无误	3	2	1	0		
		2. 术后器械清洗处理方法正确，胸腔镜镜头、光源线、超声刀及连接线术后处理方法正确	3	2	1	0		
		3. 与器械管理人员交接清楚规范	2	1	0	0		
		4. 核对手术护理记录单并签字	2	1	0	0		
评价	15	1. 态度和蔼，能默契配合外科医生操作	2	1	0	0		
		2. 操作规范，病情观察及时，应变能力强，迅速准确配合手术进行	3	2	1	0		
		3. 严格执行无菌操作技术和查对制度	5	4	3	2		
		4. 提问目的、注意事项	5	4	3	2		
总分	100							

主考教师_____ 考核日期_____

【参考文献】

李雪烟,袁梅.电视胸腔镜心内直视手术 71 例护理配合 [J].福建医药杂志,2010.6(3):166－167.

第七节 升主动脉全弓象鼻支架手术配合

一、主动脉夹层的概念

主动脉内膜与部分中层发生撕裂并沿着纵轴剥离,血液在所形成的撕裂腔(假腔)中流动,原有的主动脉成为真腔,真假腔之间由内膜与部分中层分隔,并有一个或数个破口相通。

二、分型

根据解剖、病理及内膜撕裂的范围有以下两种分型法。

(1)Debakey 分型

Ⅰ型:内膜破裂处位于升主动脉,累及主动脉弓、降主动脉,可延伸到腹主动脉。

Ⅱ型:内膜破裂处位于升主动脉,主动脉壁剥离范围局限于升主动脉。

Ⅲ型:内膜破裂处位于左锁骨下动脉开口远端的近段降主动脉。可延伸到腹主动脉,但不涉及升主动脉,向下延伸不超过膈肌为Ⅲa 型,超过膈肌为Ⅲb 型。

(2)Stanford 分型:无论夹层起源于哪一部位,只要累及升主动脉者称为 A 型夹层。起源于胸降主动脉且未累及升主动脉者称为 B 型夹层。

A 型:Debakey Ⅰ型＋Debakey Ⅱ型。

B 型:Debakey Ⅲ型。

【目的】

用人工血管及术中支架替换升主动脉、主动脉弓、降主动脉。

【评估】

1. 完成主动脉夹层的病史及检查,以确定该手术的指征,评估全身疾病状况，以确定相关的危险因素，是否存在禁忌证，询问患者躯体情况，包括义齿、四肢活动度，询问过敏史，资料齐全。

2. 患者对夹层手术的认知及反应，合作程度，目前的心理状态。

3. 测量生命体征，评估患者生命体征是否在正常范围内，患者禁食、禁饮情况。

【物品准备】

心外科手术常规物品及夹层手术的特殊器械：四分支血管、大动脉支架、长线绳、20ml 和 5ml 注射器针头、1#丝线、4#丝线、7#丝线、10#丝线、（3 - 0、4 - 0、5 - 0）prolene 线、2 - 0 亚克线、7 × 17 涤纶编织线。

【手术步骤】

1. 麻醉方法：全身麻醉 + 深低温停循环。

2. 手术体位：平卧位。

3. 游离股动脉、腋动脉：因为主动脉夹层患者的主动脉壁分

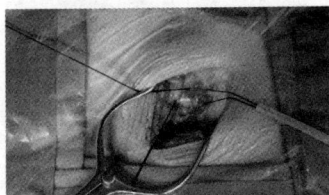

图 5 - 7 - 1　股动脉游离

真假腔，而主动脉插管一定要插入真腔，若插入假腔会造成假腔撕裂，出现严重后果，所以需行周围动脉插管，在股（腋）动脉的近心端和远心端分别套 10#丝线，于近心端丝线上套套管，侧枝套 7#丝线（图5 - 7 - 1）。

4. 常规开胸：依次游离无名静脉、无名动脉、左颈总动脉及左锁骨下动脉，用直角钳于上述血管下方套长线绳，蚊式钳固定。

5. 建立体外循环

（1）股动脉插管：备 24#动脉插管，用两把阻断钳阻断股动脉近心端和远心端，组织剪游离股动脉壁，尖刀于 2 把阻断钳中间横向切开股动脉壁，剪刀扩大切口，插入动脉管，用线绳固定

套管和动脉插管，将动脉管固定于铺巾上，血管钳固定。

（2）腋动脉插管：操作步骤同股动脉。

（3）心房插管：3－0 prolene 线缝房管荷包，套管，蚊式钳固定，11#刀切开右心耳，剪刀扩大切口，插入心房插管，线绳固定套管和心房插管。

（4）左心插管：2－0 亚克线缝左心荷包，套长套管，蚊式钳固定，11#刀切开右上肺静脉，剪刀扩口，插入左心管。

6. 游离阻断升主动脉，用 11#刀切开主动脉壁（先给小纱布），长剪刀扩开瘤壁切口，悬吊牵引线（7×17 涤纶编织线），蚊式钳固定，显露术野。

7. 心脏停搏：于左右冠脉口灌注心脏停搏液。

8. 升主动脉置换：选用匹配的四分支人工血管，裁剪一段主干血管用于近端吻合，在主动脉壁内侧冠脉开口上方与裁好的人工血管用 4－0 prolene 线连续缝合。升主动脉近端吻合完成后，用两把扁桃钳固定人工血管和灌注管，加注灌注液，检查吻合口有无漏血。

9. 深低温停循环：减少灌注量至 5 ml/kg。依次阻断无名动脉、左颈总动脉与左锁骨下动脉，松开升主动脉阻断钳，沿主动脉弓根部离断以上三根血管，纵向剪开主动脉壁，闭合左锁骨下动脉（主动脉弓根部）残端，用 4－0 prolene 线缝合。

10. 在降主动脉内置入大动脉术中支架，将四分支血管远端与降主动脉及支架血管行端端吻合，用 3－0 prolene 线连续缝合（图 5－7－2）。

11. 远端吻合完成后阻断四分叉血管近心端，用扁桃钳夹闭人工血管 4 个小分叉。

12. 依次吻合左锁骨下动脉、左颈总动脉，用 5－0 prolene 线连续缝合，恢复灌注量。

13. 四分支血管近端与升主动脉端端吻合 5－0（或 4－0）prolene 线连续缝合。

14. 吻合无名动脉，5－0 prolene 线连续缝合。

15. 分流：远端自主动脉弓部开始，用主动脉瘤壁及自体心包包裹人工血管，5－0 或 4－0 prolene 线连续缝合，缝至右心耳上方，尖刀切开右房，剪刀扩大切口，完成分流。

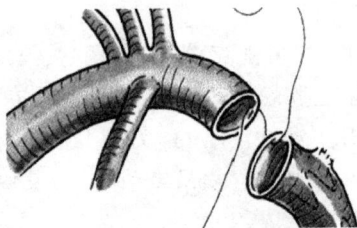

图 5 – 7 – 2　人工血管与降主动脉及支架吻合

16. 停止体外循环。

17. 常规关胸：主动脉夹层手术吻合口多、动脉压力高、手术时间长等原因，关胸时间会相对较长。

【术后配合】

1. 清点手术器械及术中用物。

2. 分类整理常规器械和大血管特殊器械，回收一次性耗材并毁形。

3. 核对手术室护理记录单并签字。

4. 交接器械：与器械管理员分类清点常规器械和特殊器械，如有耗损器械应及时更换并做好记录。

【注意事项】

1. 主动脉夹层患者病情急、病情重，手术进程较快，要求器械护士熟悉整个手术过程，熟悉手术医生的操作步骤及习惯，提前准备好所用物品，以更快更准确地配合手术。

2. 术中注意力要高度集中，遇到紧急情况沉着应对。

3. 主动脉夹层手术创伤大、吻合口多，术中会使用大量纱布和缝针，关胸时要严格清点纱布及缝针。

【评分标准】

升主动脉全弓象支架手术护理配合操作评分标准

科室_____ 姓名_____ 职称_____ 得分_____

项目	总分	技术操作要求	评分等级				实际得分	备注
			A	B	C	D		
仪表	5	仪表端庄、服装整洁、戴口罩帽子、修剪指甲，长度应不超过指尖	5	4	3	2		
评估	10	1. 评估全身疾病状况，以确定相关的危险因素。是否存在禁忌证，过敏史。询问患者躯体情况，包括义齿、四肢活动度，了解患者。资料齐全	4	3	2	1		
		2. 患者对夹层手术的认知及反应，合作程度及心理状态	2	1	0	0		
		3. 评估患者生命体征	2	1	0	0		
		4. 禁食、禁饮情况	2	1	0	0		
术前准备	20	1. 了解夹层疾病的基本概念及几种分型	5	4	3	2		
		2. 物品准备齐全，包括常规心血管外科手术物品及大血管特殊物品	5	4	3	2		
		3. 整理无菌器械台，与巡回护士共同清点器械、纱布、缝针，记录齐全规范	5	4	3	2		
		4. 协助外科医生消毒，铺巾	5	4	3	2		
术中操作	45	1. 游离股动脉、腋动脉配合	5	4	3	2		
		2. 常规开胸	5	4	3	2		

续表

项目	总分	技术操作要求	评分等级 A	B	C	D	实际得分	备注
术中操作	45	3. 建立体外循环	10	8	6	4		
		4. 升主动脉置换的配合	5	4	3	2		
		5. 深低温停循环及支架象鼻的配合	5	4	3	2		
		6. 主动脉弓置换的配合	10	8	6	4		
		7. 分流的配合	5	4	3	2		
术后配合	10	1. 清点物品准确无误	4	2	1	0		
		2. 术后器械及一次性耗材处理方法正确	2	1	0	0		
		3. 核对手术护理记录单并签字	2	1	0	0		
		4. 与器械管理人员认真交接器械	2	1	0	0		
评价	10	1. 严格执行无菌技术操作和查对制度	5	4	3	2		
		2. 熟悉手术步骤，准确快速配合手术	5	4	3	2		
总分	100							

主考教师_____　　　　考核日期_____

第八节　常温非体外循环下全胸腹主动脉人工血管置换术护理配合

胸腹主动脉瘤（TAAA）是指自左锁骨下动脉远至髂动脉分叉范围内，特别是扩张累及膈肌水平及其附近的主动脉瘤。由于胸腹主动脉动脉瘤累及范围广，涉及多个胸腔、腹腔脏器，手术难度大，因此胸腹主动脉动脉瘤的外科手术治疗一直是大血管外科的难点。

【目的】

应用四分支血管，采用分段停循环技术，血泵输血法，在常温非体外循环下切除胸腹主动脉动脉瘤并完成人工血管的置换。

【评估】

1. 查阅病历，了解患者基本病情，有无手术史、过敏史、既往史以及传染性疾病。病历资料是否齐全。

2. 术前询问患者躯体情况，包括皮肤有无破损、有无义齿、是否佩戴饰物或其他金属饰物等。询问患者禁食、禁饮情况。

3. 评估患者对手术的认知及反应，合作程度及目前的心理状态。

【用物】

心脏手术开台敷料包，常规开胸器械，腹部拉钩，血管器械，锁插器械，大阻断钳，不同角度的侧壁钳，长电刀头，熊掌镊，3-0、4-0、5-0、6-0 prolene线，7×17涤纶编织线，4#、7#、10#丝线，大圆针，大角针，涤纶布，长线绳，阻断带，5ml、20ml注射器及针头，26～30mm四分支人工血管，0.9%氯化钠注射液500ml 4袋，28#胸腔引流管，直通引流瓶，30×45手术贴膜4～5个，美敷贴3个，23#、11#、15#刀片一套，成人钢丝两包，一次性体外除颤电极板，电烙器，电刀，负极板，胃管。

【操作步骤】

1. 手术前准备

（1）核对患者，查阅病历，准备手术用物并打扫器械台。

（2）整理器械台及物品的清点，器械护士提前20～30分钟刷手整理器械台并准备术中所需物品，与巡回护士共同清点器械、缝线和纱布。

2. 手术中配合

（1）体位及切口：正常解剖位置的患者，最佳体位是右侧卧位，肩与床面呈45°～60°，臀部与床面呈120°～135°。切口采用胸腹联合切口。常规消毒铺单。

（2）游离显露：递23#刀、电刀常规开胸、腹，递电刀、剪刀充分游离胸腹主动脉。准备4#、7#钳带线结扎止血。

（3）游离股（髂）动脉并插管：以股动脉为例，递23#刀在腹股沟处切开，电刀、剪刀游离股动脉，准备直角钳和两根10#丝线在股动脉的近心端和远心端分别套带备用，在近心端套管。递两把小阻断钳分别阻断股动脉的近心端和远心端，递剪刀剪开股动脉，插入合适的动脉管并连接体外管道，以备输血。

（4）近端吻合：准备2~3把主动脉阻断钳，分别阻断左锁骨下动脉以远弓降部的主动脉和瘤颈处以远的主动脉，递11#刀、剪刀切开瘤体，备熊掌镊清理血栓，待人工血管上台后，递3-0 prolene线，行降主动脉近端与人工血管主血管的端端吻合。之后准备扁桃钳或血管钳，分别阻断人工血管主血管的远端和四个分支血管，递20ml注射器针头，充分排气后，开放吻合口近端阻断钳。

（5）肋间动脉重建：准备一把阻断钳于腹腔干动脉近端阻断降主动脉，递11#刀、剪刀切开瘤体，清理血栓或内膜片并切除多余瘤壁，备4-0 prolene线将有肋间动脉开口的胸降主动脉和腹主动脉上段重新缝合成一管道，再备5-0 prolene线与四分支血管的8mm分支端行端端吻合，递5ml注射器针头排气，开放该分支，恢复脊髓供血。

（6）腹腔脏器血管重建：准备一把阻断钳在髂动脉分叉上方阻断腹主动脉，递11#刀、剪刀切开瘤体，递电刀将腹腔动脉、肠系膜上动脉、右肾动脉开口游离成岛状片，准备4-0或5-0 prolene线将人工血管主血管远端与血管片吻合。递20ml注射器针头排气，并开放四分支主血管，恢复上述脏器供血。备5-0 prolene线将另一根8mm分支血管与左肾动脉行端端吻合，递5ml注射器针头排气，开放分支血管，恢复左肾供血。

（7）远端吻合：准备阻断钳分别阻断双侧髂动脉，递5-0 prolene线将另外两个10mm分支血管与两侧髂动脉吻合，备5ml注射器针头排气，开放髂动脉，恢复下肢供血。

（8）拔除股（髂）动脉：以股动脉为例，准备小阻断钳一把，阻断股动脉近端，递11#刀切断固定的线绳，0.9%氯化钠注射液冲洗后，准备6-0 prolene线缝合股动脉切口。备7×17涤纶编织线缝皮下，3－0可吸收线缝皮。

（9）关闭伤口清点物品：准备28#胸腔引流管放置在胸腔。器械护士与巡回护士共同清点器械、缝线和纱布，常规止血关胸。

3. 手术后收尾

（1）手术结束后，患者出室前再次清点纱布、缝针和器械，确保无误。

（2）如术中留有病理标本，待外科医生填好病理申请单后将病理登记保存。

（3）与负责器械管理的人员进行器械的清点交接，送供应室消毒。

【注意事项】

1. 手术复杂，准备用物要齐全。

2. 手术切口大，一定要严格执行查对制度，仔细清点器械缝针和纱布。

3. 注意手术中的无菌操作。

【评分标准】

常温非体外循环下全胸腹主动脉人工血管置换术护理配合
操作评分标准

科室_____　姓名_____　职称_____　得分_____

项目	总分	技术操作要求	评分等级				实际得分	备注
			A	B	C	D		
仪表	5	仪表端庄、服装整洁、戴口罩、洗手	5	4	3	2		
评估	10	1. 评估病情及全身疾病状况，包括义齿、四肢活动度，以确定相关的危险因素，是否存在禁忌证。资料齐全	4	3	2	1		
		2. 患者对手术的认知及反应，合作程度及心理状态	2	1	0	0		
		3. 评估患者生命体征	2	1	0	0		
		4. 禁食、禁饮情况	2	1	0	0		

续表

项目	总分	技术操作要求	评分等级				实际得分	备注
			A	B	C	D		
术前准备	15	1. 核对患者	3	2	1	0		
		2. 准备用物是否齐全	3	2	1	0		
		3. 无菌刷手，穿手术衣，无接触法戴手套	3	2	1	0		
		4. 整理器械台是否规范，器械台是否整齐	3	2	1	0		
		5. 严格清点缝针、器械和纱布	3	2	1	0		
术中操作	50	1. 铺单顺序正确	5	4	3	2		
		2. 术中严格执行无菌操作	5	4	3	2		
		3. 股(髂)动脉插管的操作配合	5	4	3	2		
		4. 近端吻合处理时的操作配合要点	6	5	4	3		
		5. 肋间动脉重建时的操作配合要点	6	5	4	3		
		6. 腹腔脏器重建时的操作配合要点	6	5	4	3		
		7. 远端吻合处理时的操作配合要点	6	5	4	3		
		8. 拔除股(髂)动脉插管的操作配合	6	5	4	3		
		9. 手术结束前严格执行器械、缝针和纱布的清点	5	4	3	2		
术后配合	10	1. 切口关闭后，患者出室前最后一次清点纱布和缝针	3	2	1	0		
		2. 如有病理标本需要送检，正确处理标本并登记保存	4	3	2	1		
		3. 与管理器械的人员进行器械清点交接以便送供应室消毒	3	2	1	0		

项目	总分	技术操作要求	评分等级				实际得分	备注
			A	B	C	D		
评价	10	1. 态度和蔼，与患者的沟通恰当，关爱患者	2	1	0	0		
		2. 核对护理记录单，签名清楚	2	1	0	0		
		3. 关注手术进程，对术中突发情况应对灵活、沉稳、迅速	4	3	2	1		
		4. 提问目的，用物的准备和注意事项	2	1	0	0		
总分	100							

主考教师_____　　　　考核日期_____

【参考文献】

[1] 孙立忠. 主动脉外科手术学. 北京：人民卫生出版社，2012. 5 P319 – 328.

[2] 于存涛，孙立忠，常谦，等. 应用四分支血管分段停循环下全胸腹主动脉替换术. 中华医学杂志 2006，86（03）：167 – 169.

第九节　双动脉根部换位手术（DRT）的护理配合

合并室间隔缺损及左室流出道狭窄的大动脉转位是先心病外科中的一项挑战。治疗这一疾患的 Rastelli 术式、Nikaidoh 术式仍存在着肺动脉瓣反流导致右心功能衰竭，再次手术替换外管道等弊端。双动脉根部换位手术的双心室流出道重建，最大程度地保护了主动脉瓣和肺动脉瓣的功效，从根本上改善手术远期效果，取得了很好的疗效。

【目的】

DRT 手术是小儿心脏外科中极具挑战的技术。由于患儿自身血液动力学的改变，病理解剖关系复杂、病情重、手术难度大，对手术的护理配合提出更高的要求。我们针对手术的特点，制订了有针对性的护理方案；巡回护士的工作更人性化，更细致、精确。台上配合，安全娴熟，衔接流畅，为整个手术顺利完成发挥了应有的作用，也为今后配合类似复杂先心病手术的护理配合积累了丰富的经验。

【评估】

1. 参加术前病例讨论，对手术中可能发生的潜在问题进行评估。

2. 手术前 1 日，对患儿及家属进行访视，了解患儿的生长发育情况及有无药物过敏史。

3. 向患儿家属进行病情宣教，做好各种突发意外的心理准备。

【用物】

鼓风式变温毯、与手术相关的各种儿科精密器械、冠状动脉刀、打孔器、止血纱布、医用止血胶、单瓣牛颈静脉补片或同种瓣。

【操作步骤】

1. 手术步骤的配合

（1）患者采取仰卧位，正中手术切口。

（2）充分游离升主动脉和左右肺动脉。

（3）常规建立体外循环后阻断升主动脉，灌注心脏停搏保护液。

（4）将自体主动脉根部完整切取出来，然后切取肺动脉根部。

（5）修补室间隔缺损，扩大左心室流出道，将自体主动脉根部移植于左室流出道上方，移植一侧或双侧冠状动脉，行两大动脉位置互换后将主动脉近远端吻合。

（6）最后将肺动脉及瓣环纵行切开，用单瓣牛颈静脉补片或同种瓣加宽后重新吻合到右室流出道。

2. 手术物品的准备和清点

（1）术前根据手术矫治的各解剖位置合理选择手术器械。

（2）根据患儿年龄、体重备齐各种型号的缝合针（包括 5×12、4×12 涤纶编织线、$5-0$、$6-0$、$7-0$ prolene 线）、可显影心内手术纱布、无菌冰屑、医用胶。

（3）手术心腔内使用大量冰屑进行心肌保护，在制作冰屑过程中注意保持无菌器械台的干燥，在冰盆下放置 4 层治疗巾防止浸湿。

3. 术中冠状动脉移植的配合

（1）DRT 手术中，妥善处理冠状动脉是手术成功的关键。冠状动脉结构异常纤细，分离血管时，将一段细硅胶管套在电烙头上，电烙器功率调小至 $5 \sim 10W$ 输出。

（2）准备冠状动脉刀，$15°$ 角度剪，精细镊子及笔式针持配合冠状动脉的再移植。

4. 术中止血的配合

（1）手术需要的内用、外用止血药品很多。要求熟悉各种止血药品的用途、止血部位、使用方法、注意事项。

（2）台上用过的血纱布均不丢弃而是放在加入 500ml 含 12500U 肝素的 0.9% NaCl 盆中浸泡保存，待止血完成后使用血液回收机将血球滤过再回输，减少血液的丢失。

（3）在冠状动脉移植及主动脉与左心室流出道吻合即将完成之前，溶解医用化学胶点喷吻合部位。

（4）关闭心包前将止血材料放置在各吻合口部位，防止并减少吻合口渗血。

5. 牛颈静脉补片的处理

（1）提前将管腔大小匹配的牛颈静脉补片从 3% 的戊二醛浸泡液中取出夹到器械台上。

（2）放入 250ml 0.9% NaCl 的治疗碗中浸泡并轻微震荡冲洗 3 遍，每遍 5 分钟充分洗掉戊二醛液。

（3）操作区域辅双层治疗巾，保持器械台的干燥、无菌。

【注意事项】

1. 由于此术式极为复杂，术中体外循环（CPB）阻断时间长，创伤大。

2. 手术中需要特殊物品及器械较多，熟悉解剖知识，合理选择手术器械和缝线。

3. 术中配合要求精神集中，器械传递准确、有预见性。

【评分标准】

双动脉根部换位手术护理配合评分标准

科室_____ 姓名_____ 职称_____ 得分_____

项目	总分	技术操作要求	A	B	C	D	实际得分	备注
仪表	5	仪表整洁、戴口罩、洗手	5	4	3	2		
评估	10	1. 评估患儿的生长发育情况，四肢活动度及有无药物过敏史	4	3	2	1		
		2. 向患儿家属进行病情宣教，做好各种突发意外的心理准备	3	2	1	0		
		3. 询问患儿禁食、禁饮情况	3	2	1	0		
术前准备	20	1. 手术配合用物准备充分	4	3	2	1		
		2. 刷手，戴无菌手套，无菌物品码放整齐、规范	4	3	2	1		
		3. 器械、纱布、缝线严格清点	4	3	2	1		
		4. 按照手术需要正确铺置无菌单	4	3	2	1		
		5. 按患儿体重选择牛颈静脉管道	4	3	2	1		
术中操作	30	1. 三方核对正确无误	3	2	1	0		
		2. 手术器械，缝线的准备	2	1	0	0		
		3. 常规切皮开胸	2	1	0	0		

续表

项目	总分	技术操作要求	评分等级				实际得分	备注
			A	B	C	D		
术中操作	30	4. 充分游离升主动脉和左右肺动脉	3	2	1	0		
		5. 建立体外循环，灌注心肌保护液	4	3	2	1		
		6. 自体双动脉根部切除	3	2	1	0		
		7. 修补室间隔缺损，术中冠状动脉移植的配合	4	3	2	1		
		8. 牛颈静脉补片的处理	3	2	1	0		
		9. 术中止血的配合	3	2	1	0		
		10. 术中严密观察生命体征的变化	3	2	1	0		
术后配合	20	1. 清点台上手术用物准确，无丢失	5	4	3	2		
		2. 一次性耗材处理规范	5	4	3	2		
		3. 器械清洗交接符合流程	5	4	3	2		
		4. 精密器械分类交接，清洗保护措施得当	5	4	3	2		
评价	15	1. 术前访视，态度亲切，沟通介绍病情词语恰当	2	1	0	0		
		2. 无菌操作正规严格	2	1	0	0		
		3. 手术配合娴熟，有预见性	2	1	0	0		
		4. 与各相关科室配合的协调能力	2	1	0	0		
		5. 突发抢救事件的应对能力	3	2	1	0		
		6. 提问目的、注意事项	4	3	2	1		
总分	100							

主考教师_____ 考核日期_____

【参考文献】

［1］Kreutzer C, De Vive J, Oppido G et al. Twenty – five – year experience with Rastelli repair for transposition of the great arteries. J Thorac Cardiovasc Surg. 2000;120:211 – 23.

［2］Shengshou Hu, Zhigang Liu, Shoujun Li et al. Stragegy for biventricular outflow tract reconstruction: Rastelli, REV, or Nikaidoh procedure? J Thorac Cardiovasc Surg 2008;135:331 – 8

［3］Shengshou Hu, Shoujun Li, Zhigang Liu, et al. The double – root translocation technique. Operative techniques in thoracic and cardiovascular surgery 2009;4:35 – 44.

第十节 原位心脏移植手术的护理配合

原位心脏移植，就是将受体病变心脏切除，在原位植入供体心脏。

【目的】

心脏移植是现代医学治疗终末期心脏病最有效的方法之一，心脏移植手术能挽救大部分终末期心脏病患者的生命，改善患者的生活质量。在手术中，选择正确的手术护理配合方法，能在一定程度上降低心脏移植手术的风险，提高手术的成功率。

【评估】

1. 评估患者一般情况和主要病情。

2. 有无过敏史和既往病史。

3. 有无 IABP、ECMO 等辅助循环装置，有无永久起搏器植入。

【用物】

1. 常规心脏手术器械、物品：电刀、胸骨锯、除颤仪、变温毯等。

2. 手术特殊器械、物品：3 – 0 笔式针持、5 – 0 笔式针持、120 镊子、长镊子、长剪刀，无菌塑料袋、涤纶片、阻断带、10cm×10cm 纱布垫、制冰机。

3. 手术特殊缝合线：2 – 0 编织线、亚克线、120cm 3 – 0 pro-

lene 线、120cm 4 - 0 prolene 线、5 - 0 prolene 线、起搏导线。

【操作步骤】

1. 仰卧位，胸骨正中切口。

2. 常规开胸，切开心包，充分暴露心脏。

3. 缝升主动脉插管荷包：2 - 0 编织线 2/3 长单针在主动脉外膜缝双层荷包并套管蚊式钳固定。

4. 缝上腔静脉荷包：上腔静脉插管为直角上腔引流管，4 - 0 prolene 双头针带垫片在上腔静脉缝荷包并套管蚊式钳固定。

5. 缝下腔静脉荷包：2 - 0 编织线 2/3 长单针在右心房缝荷包并套管蚊式钳固定。

6. 上腔静脉套带：递组织剪和直角钳游离上腔静脉并套阻断带血管钳固定。

7. 下腔静脉套带：递组织剪和肾蒂钳游离下腔静脉并套阻断带血管钳固定。

8. 升主动脉远端和上、下腔静脉处分别插管建立体外循环。

9. 右上肺静脉根部置入左房引流管：亚克线双头针带垫片反针缝左心引流荷包并套管蚊式钳固定。

10. 收紧上下腔静脉阻断带，阻断升主动脉。

11. 切除受体心脏，并装入无菌塑料袋：递长剪刀和长镊子。

12. 将供体心脏放在无菌不锈钢容器内进行修剪，容器内准备大量无菌冰屑，并用湿沙垫将心脏与冰屑隔离开，避免直接接触。

13. 供体心脏修剪完毕后将放于正常心脏的解剖位，心包腔内放入大量无菌冰屑，并用湿沙垫隔离心脏和冰屑。

14. 行左房吻合：120cm 3 - 0 prolene 线连续吻合。

15. 下腔静脉吻合：120cm 4 - 0 prolene 线连续吻合。

16. 上腔静脉吻合：5 - 0 prolene 线连续吻合。

17. 肺动脉吻合：5 - 0 prolene 线连续吻合。

18. 主动脉吻合：5 - 0 prolene 线连续吻合。

19. 主动脉缝根部缝灌注荷包：2 - 0 编织线 2/3 长单针缝合并套管蚊式钳固定。

20. 左心及升主动脉排气，开放升主动脉。

21. 右心耳缝上腔荷包：递 2-0 编织线 2/3 长单针在右心耳缝荷包并套管蚊式钳固定。

22. 将直角上腔静脉插管更换为直上腔静脉插管。

23. 缝起搏导线，心跳有力跳动后逐渐停止体外循环。

24. 常规关胸，清点纱布、缝针、器械。

【评分标准】

原位心脏移植手术配合评分标准

科室_____ 姓名_____ 职称_____ 得分_____

项目	总分	技术操作要求	评分等级 A	B	C	D	实际得分	备注
仪表	5	仪表端庄、服装整洁、摘除饰物、修剪指甲、戴口罩帽子	5	4	3	2		
评估	10	1. 评估病情及全身疾病状况，包括义齿、四肢活动度，以确定相关的危险因素，是否存在禁忌证、过敏史。资料齐全	4	3	2	1		
		2. 患者对移植的认知及反应，合作程度及心理状态	2	1	0	0		
		3. 评估患者生命体征	2	1	0	0		
		4. 禁食、禁饮情况	2	1	0	0		
术前准备	20	1. 手术用物准备充分	4	3	2	1		
		2. 铺置无菌器械台，刷手，穿无菌手术衣，无接触戴无菌手套	6	4	2	0		
		3. 整理无菌器械台操作规范。与巡回护士正确清点器械、纱布、缝线	6	4	2	0		
		4. 协助外科医生消毒，铺巾	2	1	0	0		
		5. 各项交接、记录齐全规范	2	1	0	0		

续表

项目	总分	技术操作要求	评分等级				实际得分	备注
			A	B	C	D		
术中操作	40	1. 常规切皮开胸	2	1	0	0		
		2. 建立体外循环的配合	6	4	2	0		
		3. 受体切去的配合	2	1	0	0		
		4. 供心修剪的配合	4	3	2	1		
		5. 供心血管吻合的配合	8	6	4	2		
		6. 排气开放的配合	4	3	2	1		
		7. 上腔静脉插管更换的配合	4	3	2	1		
		8. 停止体外循环配合	4	3	2	1		
		9. 止血关胸，清点所有用物	3	2	1	0		
		10. 术中严密观察患者生命体征变化及术野内操作过程	3	2	1	0		
术后配合	10	1. 清点用物准确无误	3	2	1	0		
		2. 术后器械清洗处理方法正确，回收电刀、负极板	3	2	1	0		
		3. 核对手术护理记录单并签字	2	1	0	0		
		4. 与器械管理人员认真交接器械	2	1	0	0		
评价	15	1. 能默契配合外科医生操作，气氛融洽	2	1	0	0		
		2. 严格执行无菌操作技术和查对制度	5	3	1	0		
		3. 熟悉手术步骤，操作规范，应变能力强，迅速、准确配合手术进行	3	2	1	0		
		4. 提问目的、注意事项	5	3	1	0		
总分	100							

主考教师_____　　　　考核日期_____

第十一节 心脏手术后紧急床旁开胸的护理配合

体外循环术是一种用人工心肺机暂时替代人的心脏和肺的工作，进行血液循环为心脏卸负荷的技术。由于可为心脏完全卸负荷，从而成为抢救恶性心律失常与心源性休克的高级手段。

【目的】

抢救心脏外科术后顽固性恶性心律失常，争分夺秒地床旁开胸，进行开胸心脏按压，必要时行紧急体外循环，以挽救患者生命。临床上广泛用于室上性心动过速、心搏骤停和室颤等的紧急抢救。

【评估】

迅速评估患者的心率及心律，有无室上性心动过速、心搏骤停和室颤，以确定该治疗的指征，评估全身疾病状况，以确定相关的危险因素。

【用物】

开胸器械一套、手术衣、中单、碘伏、胸腔引流管、钢丝、床旁开胸用物盒（电刀、电刀笔、负极板、无菌手套、长纱、小纱、吸引器管、prolene 线、2－0 纺织线、7#丝线、临时起搏导线、起搏器、一次性除颤负极板可吸收线、大圆针、皮肤保护膜、敷料）等。

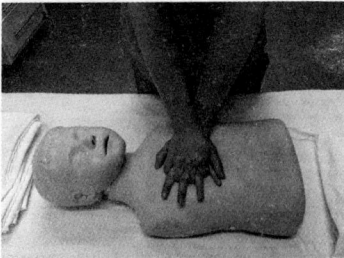

图 5－11－1 胸外按压

【操作步骤】

1. 开胸前的护理

（1）患者突发室上性心动过速、心脏停搏或室颤，管床护士立即开始胸外按压（图5－11－1）并大声通知外科医生，同时立即通知手术室参加抢救，同时推出体外除颤器准备除颤（图 5 - 11 - 2）。若除颤后依然室颤，立即粘贴体外一次性除颤负极板（图 5 - 11 - 3），并准备再次除颤。

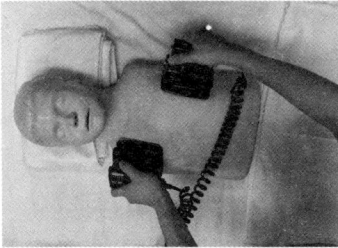

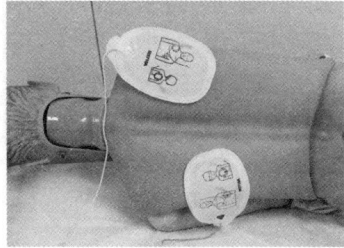

图 5 - 11 - 2 体外除颤   图 5 - 11 - 3 粘帖一次性除颤负极板

（2）管床护士将抢救车、病区手术衣、开胸包、敷料包、碘伏、床旁开胸用物盒置于抢救患者床旁（图 5 - 11 - 4、图 5 - 11 - 5）。

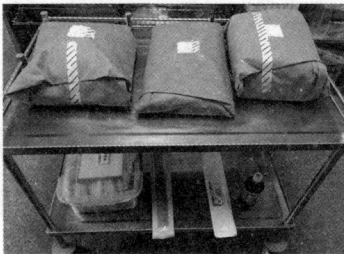

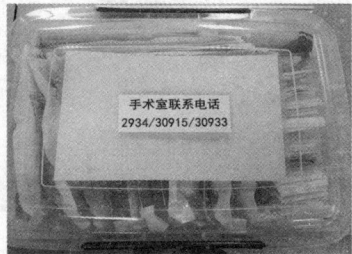

图 5 - 11 - 4 开胸用物   图 5 - 11 - 5 床旁开胸用物盒

（3）将电刀负极板贴于患者肌肉组织丰富处。

（4）管床护士将开胸包外层包布撕开，外科医生取出消毒碗，护士倒入 0.5% 碘伏，消毒（如果情况紧急，护士可直接将消毒液洒在患者待手术区域，见图 5 - 11 - 6）。

（5）洒 0.5% 碘伏后外科医生戴上无菌手套继续心外按压（图5 - 11 - 7）。

2. 开胸时的护理

（1）患者需马上开胸时，管床护士打开病区两件衣的外层包布，协助外科医生和手术室器械护士戴双层无菌手套，穿无菌手术衣（先戴手套再穿手术衣然后再戴手套的方法）。

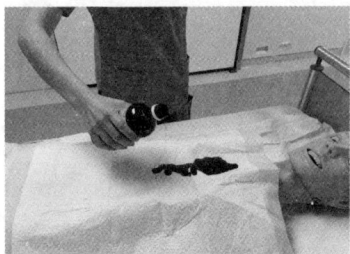

图 5 – 11 – 6　洒碘伏位置

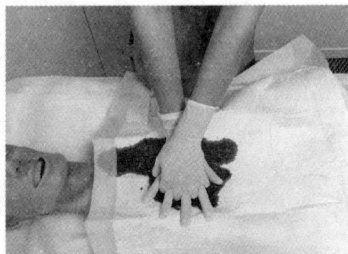

图 5 – 11 – 7　戴无菌手套后心外按压

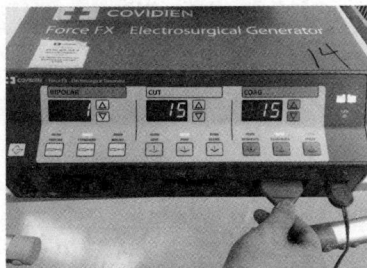

图 5 – 11 – 8　连接电刀

（2）不间断心外按压的同时，管床护士将敷料包外层包步打开，由外科医生铺巾，快速形成无菌区域。

（3）管床护士连接电刀（图 5 – 11 – 8）。

（4）器械护士取出成人开胸器械包，拿出最上层的包布（图 5 – 11 – 9）和牵开器，其中包布中的器械用于开胸（图 5 – 11 – 10）。

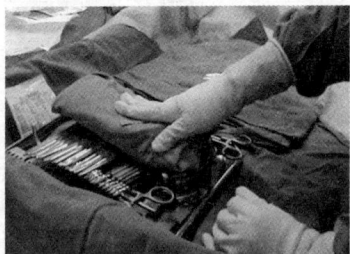

图 5 – 11 – 9　器械包最上层包布

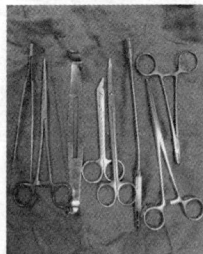

图 5 – 11 – 10　包布中的器械

（5）给予外科医生剪刀、平镊将线结剪开，暴露胸骨。

（6）给予钢丝剪剪断钢丝，用拧钢丝钳、扣扣钳将钢丝拔出，并清点取出的钢丝数目。同时，管床护士连接负压吸引器。

（7）给予胸部牵开器牵开胸骨，暴露心脏。

（8）用7×17涤纶编织线2~3针悬吊心包。

（9）如需要紧急体外循环时，管床护士抽取两支肝素（12500U/支），交给麻醉医生。

（10）缝主动脉荷包，用2~0编织线2/3长，第一针正针，第二针反针。备好线引子，套鼻导管，用蚊氏钳固定（紧急情况下，也可先缝一针编织线，插管转机后再补第二针编织线）。

（11）插主动脉插管，尖刀、主动脉插管、平镊。将主动脉插管送入升主动脉。

（12）静脉管插好后，建立体外循环。

（13）评估患者循环情况，配合外科医生进行后续操作。

（14）抢救过程中，手术所需所有用物（纱布、器械、针线等）必须做到双人核对，及时记录。

3. 开胸后的护理

（1）抢救结束关胸时，器械护士再次与管床护士共同清点纱布、器械、针线等所有用物。

（2）所有用物使用情况录入外出抢救核对单，表格填写完整后留于恢复室。

【注意事项】

1. 严格执行查对制度，防止差错。

2. 抢救过程中做到忙而不乱，有条不紊，确保患者安全。

【评分标准】

心脏术后紧急床旁开胸护理配合技术操作评分标准

科室＿＿＿＿＿ 姓名＿＿＿＿＿ 职称＿＿＿＿＿ 得分＿＿＿＿＿

项目	总分	技术操作要求	评分等级				实际得分	备注
			A	B	C	D		
仪表	5	仪表端庄、服装整洁、戴口罩、洗手	5	4	3	2		

续表

项目	总分	技术操作要求	评分等级 A	B	C	D	实际得分	备注
评估	15	1. 迅速评估患者的心率及心律，有无室上性心动过速、心搏骤停和室颤	10	8	6	4		
		2. 评估患者全身情况，有无相关危险因素	5	4	3	2		
术前准备	15	1. 会识别患者的突发情况、正确的心外按压并大声呼喊医生	5	4	3	2		
		2. 备齐所有开胸物品	5	4	3	2		
		3. 消毒铺巾方法正确	3	2	1	0		
		4. 负极板粘贴位置正确，会连接并调节电刀	2	1	0	0		
术中操作	35	1. 穿手术衣戴无菌手套方法正确	5	4	3	2		
		2. 心外按压姿势、位置、按压深度正确	5	4	3	2		
		3. 将钢丝拔出，开胸后立即清点钢丝数目	5	4	3	2		
		4. 正确传递器械，主动配合医生抢救，快速建立体外循环	10	8	6	4		
		5. 手术所需所有用物包括器械、纱布、针线双人核对，及时记录	5	4	3	2		
		6. 无菌操作，台面整洁	5	4	3	2		

续表

项目	总分	技术操作要求	评分等级				实际得分	备注
			A	B	C	D		
术后配合	15	1. 与管床护士共同清点纱布、器械、针线数目正确	5	4	3	2		
		2. 外出抢救核对单填写完整、清晰	3	2	1	0		
		3. 加强病情观察，发现异常及时报告外科医生	5	4	3	2		
		4. 整理用物，洗手，记录	2	1	0	0		
评价	15	1. 操作规范、熟练，病情观察及时、护理到位	5	4	3	2		
		2. 严格执行无菌操作技术和查对制度	3	2	1	0		
		3. 能配合医师进行急救处理	3	2	1	0		
		4. 记录及时准确规范，签名清楚	2	1	0	0		
		5. 提问目的、注意事项	2	1	0	0		
总分	100							

主考教师_____　　　考核日期_____

【参考文献】

［1］胡大一,马长生. 心脏病学实践. 北京:人民卫生出版社,2013.

［2］龙村.体外循环学[M].北京:人民军医出版社,2004.

［3］龙村.体外循环研究与实践[M].北京:北京大学医学出版社,2010.

第六章

介入配合技术

第一节　选择性冠状动脉造影术护理配合

选择性冠状动脉造影术（coronary angiography，CAG）是经外周动脉穿刺、插管送导管前端至左、右冠状动脉开口处，通过造影准确地了解冠状动脉病变的部位、狭窄程度和远端的冠状动脉血流通畅情况。

【目的】

明确诊断心脏结构和冠状动脉血管病变的部位与性质，病变是否引起血流动力学改变及改变程度；并为选择合适的介入手术或外科手术提供依据。

【评估】

1. 评估患者一般情况，是否有严重心律失常、心力衰竭、急性感染、严重肺部疾病、肝肾功能损害、周身动脉硬化等禁忌证。

2. 评估患者各项术前检查如血常规、尿常规、出凝血时间、肝功能、肾功能及乙肝、丙肝、梅毒、艾滋病的病原学等化验结果是否正常；心电图、超声心动图、胸片等检查结果是否正常。

【用物】

1. 桡动脉途径：6F 上肢穿刺鞘 1 个，$0.035 \times 150cm$ 造影导丝或泥鳅导丝 1 根，共用造影导管 1 根。股动脉途径：18G 穿刺针1个，6F鞘管1套，5F或6F左、右冠状动脉造影导管各1根，直径0.035cm×145cm造影导丝1根。

2. 三联三通、环柄注射器各1个，压力传感器1套，输液器2套。

3. 敷料包、器械包、无菌手术衣包各1个。

4. 心电监护仪、除颤器。

5. 药品：利多卡因、硝酸甘油、肝素、对比剂、0.9%氯化钠注射液，葡萄糖氯化钠注射液以及地塞米松、多巴胺、阿托品等急救药品。

【手术配合】

1. 术前

（1）按要求着装：更换无菌刷手服、更换手术间专用拖鞋；按无菌要求佩戴一次性手术帽和口罩。

（2）按照七步洗手法洗手。

（3）核对患者信息，确认无误后填写冠状动脉介入手术患者交接单中术前核对部分。

2. 术中

（1）协助患者取仰卧位，适当遮挡并安慰患者，解除患者紧张情绪，保证外周静脉通路通畅，妥善连接心电监护仪。

（2）铺设无菌手术台，按照不同手术途径要求将手术所需用物无菌打开至手术台上，协助术者完成局部皮肤消毒、铺无菌手术单、穿无菌手术衣。

（3）取肝素钠、硝酸甘油、盐酸利多卡因各一支于操作台上打开备用（肝素钠12500国际单位/2ml；硝酸甘油5mg/ml；盐酸利多卡因5ml:0.1g）。

（4）取0.9%氯化钠注射液250ml一袋，加入10mg肝素钠配置成肝素盐水（将一支规格为100mg/2ml的肝素钠加入0.9%氯化钠注射液8ml中即得浓度为10mg/ml的肝素钠氯化钠），无菌打开压力监测套组以及无菌输液器一个至手术台上，配合术者完成动脉测压系统的连接（三联三通上依次连接压力导管、肝素盐水、对比剂），协助术者完成空气排空后进行压力校零。

（5）向术者提供所需耗材及一次性用物，所有耗材及用物需严格按照无菌要求打开，按要求执行术中口头医嘱，做好记录，严格登记所使用的耗材，完成费用录入。

（6）术中严密监测患者心电图及动脉压力变化，如出现频发室早、室速等恶性心律失常以及压力嵌顿、过低等，及时提醒术者调整操作方法，必要时中止手术。

3. 术后

（1）术者拔出导管及桡动脉鞘管后使用桡动脉止血器压迫出血点，若遇到穿刺股动脉情况，需协助术者压迫穿刺点，止血后协助术者进行加压包扎后注明穿刺血管及包扎时间，患侧肢体制动并用重2kg沙袋压迫6～10小时。

（2）按照《医疗废物处理管理规定》处理一次性手术耗材并做好登记，清点台上所有锐器并丢弃至锐器桶内，最后整理并清点手术器械，确认无误后放于指定位置。

（3）依据患者实际情况完成冠状动脉介入手术患者交接单的填写。

【评分标准】

选择性冠状动脉造影术护理配合考核评分标准

科室＿＿＿＿＿　姓名＿＿＿＿＿　职称＿＿＿＿＿　得分＿＿＿＿＿

项目	总分	技术操作要求	评分等级				实际得分	备注
			A	B	C	D		
评估	15	1. 患者一般情况，是否有严重心律失常、心力衰竭等禁忌证	8	6	4	2		
		2. 患者各项术前检查是否完善、有无异常	7	5	3	2		
术前准备	15	1. 按要求着装并佩戴一次性手术帽和口罩	5	4	3	2		
		2. 洗手时严格按照七步洗手法	5	4	3	2		
		3. 核对患者信息并确认无误	5	4	3	2		

续表

项目		总分	技术操作要求	评分等级				实际得分	备注
				A	B	C	D		
手术操作过程	患者部分	10	1. 协助患者取正确卧位，保护患者隐私，予患者适当心理护理	5	4	3	2		
			2. 检查外周静脉通路，正确连接心电监护导线	5	4	3	2		
	术中操作部分	40	1. 按照无菌原则铺设无菌手术台	5	4	3	2		
			2. 掌握不同手术途径所需物品，按照无菌原则打开至手术台上	5	4	3	2		
			3. 掌握术中基础用药的配置方法	5	4	3	2		
			4. 正确协助术者连接自动测压装置	5	4	3	2		
			5. 及时识别术中心电图和压力的异常变化，并告知术者	10	8	6	4		
			6. 按术者需要正确提供所需耗材	5	4	3	2		
			7. 及时准确执行术中医嘱并记录	5	4	3	2		
	术后处理部分	20	1. 正确协助术者处理穿刺部位的压迫止血、加压包扎	5	4	3	2		
			2. 正确处理废弃的一次性耗材及锐器	5	4	3	2		
			3. 正确处理手术器械	5	4	3	2		
			4. 准确填写手术交接单	5	4	3	2		
总分		100							

主考教师_____ 考核日期_____

第二节 经皮冠状动脉支架置入术护理配合

经皮冠状动脉内支架置入术是将支架置入冠状动脉内，通过导丝将装有支架的球囊导管送入病变部位，缓慢撤出球囊导管，支架被留在原位并支撑于血管壁上。

【目的】

使狭窄的冠状动脉血管血流恢复，从而改善患者的心肌缺血。

【评估】

1. 患者一般情况，有无严重心律失常、心力衰竭、急性感染、严重肺部疾病、肝肾功能损害、周身动脉硬化等禁忌证。

2. 患者各项术前检查如血常规、尿常规、出凝血时间、肝功能、肾功能及乙肝、丙肝、梅毒、艾滋病的病原学等各项化验结果是否正常；心电图、超声心动图、胸片等项检查结果是否正常。

3. 患者是否按要求服用双联抗血小板治疗药物。术前一日应顿服阿司匹林、硫酸氢氯吡格雷各300mg（已服用硫酸氢氧吡格雷75mg/d，阿司匹林100mg/d，6日以上者不需顿服）。服用替格瑞洛替代硫酸氢氯吡格雷的患者，需于术前一日顿服180mg或连续服用3日以上，每日2次，每次90mg。

【用物】

1. 冠状动脉造影用品1套（详见上一节用物准备）。

2. 引导管1根（视病变血管情况不同而定）。

3. 直径0.35mm、长180～300cm导丝1根（视病变血管情况不同而定）。

4. 标准球囊导管及冠脉内支架各1根（视病变血管情况不同而定）。

5. 药品：利多卡因、硝酸甘油、肝素、对比剂、0.9%氯化钠注射液，葡萄糖氯化钠注射液以及地塞米松、多巴胺、阿托品等急救药品。

【手术配合】

1. 术前　同冠状动脉造影手术。

2. 术中　在配合术者完成冠脉造影手术后，如遇需要行冠脉支架置入术者需继续以下操作。

（1）按术者需求向其提供所需手术耗材（引导管、指引导丝、扩张球囊导管、压力充气装置等），打开耗材时，严格遵循无菌原则。

（2）准备术中可能使用到的特殊仪器设备，如主动脉球囊反搏泵、冠状动脉旋磨机器。

（3）介入治疗开始前，术者需在冠脉造影基础上补充肝素钠，护士需记录肝素钠的追加剂量及给药时间，介入治疗开始满1小时后需提醒术者。

（4）完成手术主要过程的记录（手术时间、步骤、使用耗材、用药等）。

（5）严格登记术中使用耗材并完成高值耗材条形码的粘贴，完成费用录入。

（6）术中严密监测患者心电图及动脉压力变化，备好抢救药品及仪器。如遇心包压塞、冠脉夹层等并发症，及时配合术者进行抢救处理。

3. 术后　同冠状动脉造影术。

【评分标准】

经皮冠状动脉支架置入术护理配合考核评分标准

科室_____ 姓名_____ 职称_____ 得分_____

项目	总分	技术操作要求	评分等级 A	B	C	D	实际得分	备注
评估	15	1. 患者一般情况，是否有严重心律失常、心力衰竭等禁忌证	5	4	3	2		
		2. 患者各项术前检查是否完善、有无异常	5	4	3	2		
		3. 患者是否按要求服用抗凝药物	5	4	3	2		

续表

项目		总分	技术操作要求	评分等级				实际得分	备注
				A	B	C	D		
术前准备		15	1. 按要求着装并佩戴一次性手术帽和口罩	5	4	3	2		
			2. 洗手时严格按照七步洗手法	5	4	3	2		
			3. 核对患者信息并确认无误	5	4	3	2		
手术操作过程	患者部分	10	1. 协助患者取正确卧位,保护患者隐私,予患者适当心理护理	5	4	3	2		
			2. 检查外周静脉通路,正确连接心电监护导线	5	4	3	2		
	术中操作部分	40	1. 按照无菌原则铺设无菌手术台	5	4	3	2		
			2. 掌握不同手术途径所需物品,按照无菌原则打开至手术台上	5	4	3	2		
			3. 掌握术中基础用药的配置方法	5	4	3	2		
			4. 正确协助术者连接自动测压装置	5	4	3	2		
			5. 正确完成手术主要过程记录	5	4	3	2		
			6. 及时识别术中心电图和压力的异常变化,告知术者	5	4	3	2		
			7. 按术者需要正确提供所需耗材	5	4	3	2		
			8. 及时准确执行术中医嘱并记录	5	4	3	2		
	术后处理部分	20	1. 正确协助术者处理穿刺部位的压迫止血、加压包扎	5	4	3	2		
			2. 正确处理废弃的一次性耗材及锐器	5	4	3	2		
			3. 正确处理手术器械	5	4	3	2		
			4. 准确填写手术交接单	5	4	3	2		
总分		100							

主考教师_____ 考核日期_____

第三节　经导管射频消融术护理配合

心导管射频消融术（radiofrequency catheterablation，RFCA）是通过心导管将射频电流引入心脏内以消融特定部位的心肌细胞，消除病灶，治疗心律失常的方法。

【目的】

治疗多种快速心律失常（过早搏动、阵发性心动过速、房扑、房颤等）。

【评估】

1. 患者一般情况，是否为急性心肌梗死发生 3 周内、是否有心腔内附壁血栓。

2. 患者各项术前检查如血常规、尿常规、出凝血时间、肝功能、肾功能、感染五项、艾滋、梅毒等化验结果是否正常；心电图、超声心动图、胸片、左心房 CT 等检查结果是否正常。

【用物】

1. 穿刺用鞘管、电生理检查电极导管。

2. 插管导引器、导引钢丝、血管扩张器、导引外鞘管。

3. 连接线及线路转换盒。

4. 多导生理记录仪、程序刺激仪。

5. 药物：利多卡因、肝素、异丙肾上腺素、阿托品、地塞米松等。房颤射频消融术前按术者不同需求准备麻醉药品，常用：芬太尼、咪达唑仑注射液、舒芬太尼等。

【手术配合】

1. 术前

（1）按要求着装：更换无菌刷手服、更换手术间专用拖鞋；按无菌要求佩戴一次性手术帽和口罩。

（2）按照七步洗手法洗手。

（3）核对患者信息，确认无误后填写电生理介入手术患者交接单。

2. 术中

（1）协助患者取仰卧位，适当遮挡患者隐私部位，安慰患者，解除患者紧张情绪，保证外周静脉液体通畅，行无创动脉血压及血氧饱和度监测。

（2）铺设无菌手术台，按照无菌要求将手术所需用物打开至手术台上，协助术者完成局部皮肤消毒、铺无菌手术单、穿无菌手术衣。

（3）遵循无菌原则向术者提供盐酸利多卡因（0.1g/5ml）四支用于术中局部麻醉，肝素钠1250国际单位用于配置冲管用肝素盐水。

（4）配置浓度为1000国际单位/ml肝素钠盐水用于射频消融术中抗凝（将规格为12500国际单位/2ml的肝素钠加入0.9%氯化钠注射液10.5ml中稀释至12.5ml即得所需浓度）。

（5）按照术者需求向术者提供耗材及一次性用物，所有耗材及用物需严格遵循无菌原则打开，按照要求执行术中口头医嘱，做好记录，严格登记所使用的耗材，完成高值耗材条形码的粘贴完成费用录入。

（6）术中严密监护患者血压、呼吸、心率、心律等变化，密切观察有无心脏压塞、心脏穿孔、房室传导阻滞或其他严重心律失常等并发症，并积极协助医生进行处理。

3. 术后

（1）术者拔出导管及鞘管后，协助术者压迫穿刺点，依穿刺部位以及穿刺血管不同选择适合包扎方式进行包扎（颈内静脉使用无菌透明敷料覆盖即可，股静脉、股动脉需使用弹力绷带进行加压包扎并在已扎敷料上注明穿刺血管部位及类别和包扎时间，患侧肢体需制动，股静脉使用重1kg沙袋压迫4~6小时，股动脉使用重2kg沙袋压迫6~10小时）。

（2）按照《医疗废物处理管理规定》处理一次性手术耗材并做好登记，清点台上所有锐器并丢弃至锐器桶内，最后整理并清点手术器械，确认无误后放于指定位置。

（3）依据患者实际情况完成手术交接单的填写。

【评分标准】

经皮射频消融术护理配合考核评分标准

科室_____　姓名_____　职称_____　得分_____

项目		总分	技术操作要求	评分等级				实际得分	备注
				A	B	C	D		
评估		15	1. 患者一般情况，有无手术禁忌证	5	4	3	2		
			2. 患者各项术前检查是否完善、有无异常	5	4	3	2		
			3. 患者是否按要求停用抗凝药物	5	4	3	2		
术前准备		15	1. 按要求着装并佩戴一次性手术帽和口罩	5	4	3	2		
			2. 洗手时严格按照七步洗手法	5	4	3	2		
			3. 核对患者信息并确认无误	5	4	3	2		
手术操作过程	患者部分	10	1. 协助患者取正确卧位，保护患者隐私，予患者适当心理护理	5	4	3	2		
			2. 检查外周静脉通路，正确进行血压、氧饱和度监测	5	4	3	2		
	术中操作部分	40	1. 协助患者取正确卧位，保护患者隐私，予患者适当心理护理	5	4	3	2		
			2. 检查外周静脉通路，正确进行血压、氧饱和度监测	5	4	3	2		
			3. 按照无菌原则铺设无菌手术台、协助术者完成术前准备	10	8	6	4		
			4. 掌握不同手术途径所需物品，按照无菌原则打开至手术台上	5	4	3	2		

续表

项目		总分	技术操作要求	评分等级				实际得分	备注
				A	B	C	D		
手术操作过程	术中操作部分	40	5. 掌握术中基础用药的配置方法	5	4	3	2		
			6. 正确向台上提供局麻药品和抗凝用药	5	4	3	2		
			7. 及时识别术中血压和氧饱和度的异常变化，告知术者	5	4	3	2		
			8. 按术者需要正确提供所需耗材	5	4	3	2		
			9. 及时准确执行术中医嘱并记录	5	4	3	2		
	术后处理部分	20	1. 正确协助术者处理穿刺部位的压迫止血、加压包扎	5	4	3	2		
			2. 正确处理废弃的一次性耗材及锐器	5	4	3	2		
			3. 正确处理手术器械	5	4	3	2		
			4. 准确填写手术交接单	5	4	3	2		
总分		100							

主考教师_____ 考核日期_____

第四节 心脏起搏器植入术护理配合

心脏起搏器植入术是指人工植入心脏起搏器，用特定频率的脉冲电流，经过导线和电极刺激心脏，代替心脏的起搏点带动心脏搏动的治疗方法。

【目的】

治疗不可逆的心脏起搏传导功能障碍，特别是治疗各种缓慢性心律失常，如病态窦房结综合征（Sicksinussyndrome，SSS）、二度或三度房室传导阻滞。

【评估】

1. 患者一般情况，有无心脏急性活动性病变（如急性心肌炎、心肌缺血）或者合并全身急性感染性疾病。

2. 患者各项术前检查如血常规、尿常规、出凝血时间、肝肾功能及乙肝、丙肝、梅毒、艾滋病的病原学检查等化验结果是否正常，心电图、超声心动图、胸片、肺动脉 CT 等检查结果是否正常。

【用物】

1. 敷料包、起搏器器械包、起搏器器械配包及无菌手术衣包各 1 个。

2. 心电监护仪、除颤器、气管插管等必备抢救物品。

3. 药品：盐酸利多卡因、抗心律失常药物（异丙肾上腺素、阿托品等）。

4. 起搏器、起搏导管及相应型号鞘管。

【手术配合】

1. 术前

（1）按要求着装：更换无菌刷手服、更换手术间专用拖鞋；按无菌要求佩戴一次性手术帽和口罩。

（2）按照七步洗手法洗手。

（3）核对患者信息，确认无误后填写《起搏器介入手术患者交接单》。

2. 术中

（1）协助患者取仰卧位，注意保护患者隐私，安慰患者，解除患者紧张情绪，保证外周静脉液体通畅，行无创动脉血压监测及血氧饱和度监测。

（2）严格执行无菌操作规程，铺设无菌手术台，按照要求将手术所需用物无菌打开至手术台上，协助术者完成局部皮肤消毒、铺无菌手术单、穿无菌手术衣。

（3）遵循无菌原则向术者提供盐酸利多卡因（0.1g/5ml）四支用于术中局部麻醉。

（4）按照术者需求向术者提供耗材及一次性用物，所有耗材及用物需严格按照无菌要求打开，及时准确执行术中口头医嘱，做好记录，严格登记所使用的耗材，完成高值耗材条形码的粘贴，完成费用录入。

（5）术中严密监测患者心电图及血压变化，密切观察有无心脏压塞、心脏穿孔、房室传导阻滞或其他严重心律失常等并发症，并积极协助医生进行处理，确保除颤器处于备用状态。

3. 术后

（1）术者完成皮肤缝合后，协助术者使用弹力绷带于缝合处适当加压包扎，术后使用 1kg 沙袋压迫伤口 6 小时，预防皮下血肿形成。

（2）按照《医疗废物处理管理规定》处理一次性手术耗材并做好登记，清点台上所有锐器并丢弃至锐器桶内，最后整理并清点手术器械，确认无误后放于指定位置。

（3）依据患者实际情况完成起搏器介入手术患者交接单的填写。

【评分标准】

永久起搏器植入术护理配合考核评分标准

科室_____ 姓名_____ 职称_____ 得分_____

项目	总分	技术操作要求	评分等级				实际得分	备注
			A	B	C	D		
评估	15	1. 患者一般情况，有无手术禁忌证	5	4	3	2		
		2. 患者各项术前检查是否完善、有无异常	5	4	3	2		
		3. 患者是否按要求停用抗凝药物	5	4	3	2		
术前准备	15	1. 按要求着装并佩戴一次性手术帽和口罩	5	4	3	2		
		2. 洗手时严格按照七步洗手法	5	4	3	2		
		3. 核对患者信息并确认无误	5	4	3	2		

续表

项目		总分	技术操作要求	评分等级				实际得分	备注
				A	B	C	D		
手术操作过程	患者部分	10	1. 协助患者取正确卧位，保护患者隐私，予患者适当心理护理	5	4	3	2		
			2. 检查外周静脉通路，正确进行血压、氧饱和度监测	5	4	3	2		
	术中操作部分	40	1. 按照无菌原则铺设无菌手术台，协助术者完成术前准备	10	8	6	4		
			2. 掌握手术所需物品，按照无菌原则打开至手术台上	5	4	3	2		
			3. 正确向台上提供局麻药品	5	4	3	2		
			4. 及时识别术中心电图和压力的异常变化，告知术者	10	8	6	4		
			5. 按术者需要正确提供所需耗材	5	4	3	2		
			6. 及时准确执行术中医嘱并记录	5	4	3	2		
	术后处理部分	20	1. 正确协助术者处理穿刺部位的压迫止血、加压包扎	5	4	3	2		
			2. 正确处理废弃的一次性耗材及锐器	5	4	3	2		
			3. 正确处理手术器械	5	4	3	2		
			4. 准确填写手术交接单	5	4	3	2		
总分		100							

主考教师_____　　考核日期_____

第五节　先心病介入治疗术护理配合

一、心导管检查术护理配合

右心导管检查是经外周静脉穿刺、插管，使其前端经右心房、右心室达肺动脉，观察并测量上述部位的压力、血氧含量及血流动力学改变。

左心导管检查是经外周动脉穿刺、插管至左心室、升主动脉，测量左侧心腔血流动力学并了解其改变情况。

【评估】

1. 患者一般情况，有无感染性疾病（如感染性心内膜炎、败血症、肺部感染等），严重出血性疾病，外周静脉性血栓性静脉炎，严重肝、肾功能损害，严重心力衰竭，严重心律失常，电解质紊乱，洋地黄中毒等禁忌证。

2. 患者各项术前检查如血常规、尿常规、出凝血时间、肝功能、肾功能及乙肝、丙肝、梅毒、艾滋病的病原学检查等各项化验结果是否正常；心电图、超声心动图、胸片等检查结果是否正常。

【用物】

1. 常用 5F、6F 穿刺用鞘管，配合相应直径端测孔导管一根，直径为 0.89mm，长 150cm 泥鳅导丝一根，拟行心室造影者需准备 5F 猪尾导管一根。

2. 敷料包、器械包、无菌手术衣包各 1 个。

3. 多功能生理监护仪、麻醉机、除颤器及血氧分析仪。

4. 药品：利多卡因、肝素、地塞米松、对比剂以及多巴胺、阿托品等抢救药品；如遇患儿需全麻，按麻醉医师要求准备麻醉药品，常用氯胺酮、咪达唑仑注射液。

【手术配合】

1. 术前

（1）按要求着装：更换无菌刷手服、更换手术间专用拖鞋；按无菌要求佩戴一次性手术帽和口罩。

（2）按照七步洗手法洗手。

（3）核对患者信息，确认无误后填写结构性心脏病介入手术患者交接单。

3. 术中

（1）协助患者取仰卧位，双臂置于肩部以上，遮挡患者隐私部位，安慰患者，解除患者紧张情绪，保证外周静脉液体通畅，妥善连接心电监护仪；遇患儿则在上述基础上使用弹力绷带约束患儿四肢。

（2）铺设无菌手术台，按照不同手术途径要求将手术所需用物无菌打开至手术台上，协助术者完成局部皮肤消毒、铺无菌手术单、穿无菌手术衣。

（3）取肝素钠、盐酸利多卡因各一支于操作台上打开备用，如遇需行造影检查的患者，遵医嘱予地塞米松静脉注入。

（4）无菌打开压力监测套组一套至手术台上，配合术者完成测压系统的连接，协助术者完成空气排空后进行压力校零。

（5）向术者提供所需耗材及一次性用物，所有耗材及用物需严格按照无菌要求打开，严格登记所使用的耗材，完成高值耗材条形码的粘贴，完成费用录入，及时准确执行术中口头医嘱并做好记录。

（6）配合术者完成压力测量并打印，必要时协助术者进行术中采血、完成血氧分析，将所得数据逐一记录并打印。

（7）术中严密监测患者心电图、压力及血氧饱和度变化，及早发现心律失常、缺氧发作等并发症并配合术者及时处理。

3. 术后

（1）术者拔出导管及鞘管后，协助术者压迫穿刺点，对穿刺部位进行加压包扎，并在包扎敷料上注明穿刺血管部位、类别及包扎时间。患侧肢体需制动，股静脉使用1kg沙袋压迫4~6小时，股动脉使用2kg沙袋压迫6~10小时（全麻患儿需在心电监护、吸氧条件下完成）。

（2）按照《医疗废物处理管理规定》处理一次性手术耗材并做好登记，清点台上所有锐器并丢弃至锐器桶内，最后整理并清点手术器械，确认无误后放于指定位置。

（3）依据患者实际情况完成结构性心脏病介入手术患者交接

单的填写。

二、经皮房间隔缺损封堵术护理配合

经皮房间隔缺损（Atrial Septal Defect，ASD）房间隔缺损（ASD）封堵术是经股动脉穿刺插管，置入输送器，经输送器置入封堵器送至房间隔缺损处，达到闭合房间隔缺损的目的。

【评估】

1. 患者一般情况，原发孔型房间隔缺损及静脉窦型房间隔缺损、合并心内膜炎及出血性疾患者、封堵器安置处有血栓存在、导管插入途径有血栓形成、严重肺动脉高压导致右向左分流者、伴有其他严重心肌疾患或心脏瓣膜病、年龄＜1岁的婴儿均不宜采用此法。

2. 患者各项术前检查如血常规、尿常规、出凝血时间、肝功能、肾功能及乙肝、丙肝、梅毒、艾滋病的病原学检查等各项化验结果是否正常；心电图、超声心动图、胸片等检查结果是否正常。

【用物】

1. 右心导管检查用物一套。

2. 直径为 0.89mm，长 200cm 加硬导丝一根。

3. 房间隔缺损封堵器、输送器（内芯和外鞘组成）。

4. 敷料包、器械包、无菌手术衣包各 1 个。

5. 多功能生理监护仪、麻醉机、除颤器、床旁超声仪。

6. 药品：利多卡因、肝素、对比剂以及多巴胺、地塞米松、阿托品等抢救药品；如遇患儿需全麻，按麻醉医师要求准备麻醉药品，常用氯胺酮、咪达唑仑注射液。

【手术配合】

1. 术前

（1）按要求着装：更换无菌刷手服、更换手术间专用拖鞋；按无菌要求佩戴一次性手术帽和口罩。

（2）按照七步洗手法洗手。

（3）核对患者信息，确认无误后填写《结构性心脏病介入手术患者交接单》。

2. 术中

（1）协助患者取仰卧位，双臂置于肩部以上，适当遮挡患者，安慰患者，解除患者紧张情绪，检查外周静脉通路是否通畅并及时纠正，妥善连接心电监护仪；遇患儿则在上述基础上使用弹力绷带约束患儿四肢。

（2）铺设无菌手术台，按照不同手术途径要求将手术所需用物无菌打开至手术台上，协助术者完成局部皮肤消毒、铺无菌手术单、穿无菌手术衣。

（3）取肝素钠、盐酸利多卡因各一支于操作台上打开备用。

（4）无菌打开压力监测套组一套至手术台上，配合术者完成测压系统的连接，协助术者完成空气排空后进行压力校零。

（5）向术者提供所需耗材及一次性用物，所有耗材及用物需严格按照无菌要求打开，严格登记所使用的耗材，完成高值耗材条形码的粘贴，完成费用录入，按要求执行术中口头医嘱并做好记录。

（6）配合术者完成压力测量并打印。

（7）封堵器到位后联系超声科医生行床旁超声查看分流情况。

（8）术中严密监测患者心电图、压力及血氧饱和度变化，及早发现心律失常等并发症并配合术者及时处理。

3. 术后

（1）手术结束后，术者拔出导管及鞘管后，协助术者压迫穿刺点，对穿刺部位进行加压包扎，并在包扎敷料上注明穿刺血管部位、类别及包扎时间。患侧肢体需制动，股静脉使用重1kg沙袋压迫4~6小时（全麻患儿需在心电监护、吸氧条件下完成）。

（2）按照《医疗废物处理管理规定》处理一次性手术耗材并做好登记，清点台上所有锐器并丢弃至锐器桶内，最后整理并清点手术器械，确认无误后放于指定位置。

（3）依据患者实际情况完成结构性心脏病介入手术患者交接单的填写。

三、经皮动脉导管未闭封堵术护理配合

经皮动脉导管未闭（Patent dutms arteriosus，PDA）封堵术是经右股静脉穿刺插管，通过输送器置入封堵器送至 PDA 处，堵塞左向右分流。封堵有多种方法，目前主要采用 Amplatzer 法及 Coil 法。

【目的】

经导管递送填塞装置以封堵主动脉和肺动脉之间异常通道。

【评估】

1. 患者一般情况，动脉导管未闭是否有右向左分流、发绀者、合并复杂的先天性心脏病及新生儿均不宜采用本方法。

2. 患者各项术前检查如血常规、尿常规、出凝血时间、肝功能、肾功能、及乙肝、丙肝、梅毒、艾滋病的病原学检查等各项化验结果是否正常；心电图、超声心动图、胸片等检查结果是否正常。

【用物】

1. 左、右心导管检查及造影用品 1 套。

2. 直径 0.89mm 的长 150cm、260cm 导丝各 1 根。

3. Amplatzer 封堵器，输送器（内芯和外鞘组成）。

4. 心电监护仪，压力监测仪，麻醉呼吸机。

5. 敷料包、器械包、无菌手术衣包各 1 个。

6. 药品：利多卡因、肝素、地塞米松、对比剂以及多巴胺、阿托品等抢救药品；如遇患儿需全麻，按麻醉医师要求准备麻醉药品，常用氯胺酮、米达唑仑注射液。

【手术配合】

1. 术前

（1）按要求着装：更换无菌刷手服、更换手术间专用拖鞋，按无菌要求佩戴一次性手术帽和口罩。

（2）按照七步洗手法洗手。

（3）核对患者信息，确认无误后填写结构性心脏病介入手术患者交接单。

2. 术中

（1）协助患者取仰卧位，双臂置于肩部以上，适当遮挡患者隐私部位，安慰患者，解除患者紧张情绪，检查外周静脉通路是否通畅并及时纠正，妥善连接心电监护仪；遇患儿则在上述基础上使用弹力绷带约束患儿四肢。

（2）铺设无菌手术台，按照不同手术途径要求将手术所需用物无菌打开至手术台上，协助术者完成局部皮肤消毒、铺无菌手术单、穿无菌手术衣。

（3）取肝素钠、盐酸利多卡因各一支于操作台上打开备用，予患者地塞米松静脉管入，用量遵医嘱。

（4）无菌打开压力监测套阻一套至手术台上，配合术者完成测压系统的连接，协助术者完成空气排空后进行压力校零。

（5）向术者提供所需耗材及一次性用物，所有耗材及用物需严格按照无菌要求打开，严格登记所使用的耗材，完成高值耗材条形码的粘贴，完成费用录入，及时准确执行术中口头医嘱并做好记录。

（6）配合术者完成压力测量并打印。

（7）封堵器到位后开始计时，10 分钟后提醒术者再次行大动脉造影观察分流情况。

（8）术中严密监测患者心电图、压力及血氧饱和度变化，及早发现心律失常、缺氧发作等并发症并配合术者及时处理。

3. 术后

（1）手术结束后，术者拔出导管及鞘管后，协助术者压迫穿刺点，对穿刺部位进行加压包扎，并在已包扎敷料上注明穿刺血管部位、类别及包扎时间。患侧肢体需制动，若穿刺同侧股动脉、股静脉，按照股动脉处理，使用重 2kg 沙袋压迫 6～10 小时（全麻患儿需在心电监护、吸氧条件下完成）。

（2）按照《医疗废物处理管理规定》处理一次性手术耗材并做好登记，清点台上所有锐器并丢弃至锐器桶内，最后整理并清点手术器械，确认无误后放于指定位置。

（3）依据患者实际情况完成结构性心脏病介入手术患者交接单的填写。

四、经皮室间隔缺损封堵术术中配合

经皮室间隔缺损（Ventricular Septal defect，VSD）封堵术是经皮穿刺股静脉和股动脉，将封堵器经输送鞘管置入室间隔缺损处，恢复或改善患者血流动力学状态。

【目的】

经导管输送填塞装置以封堵左心室和右心室之间异常通道，进而纠正或改善患者血流动力学状态。

【评估】

1. 患者一般情况，存在活动性心内膜炎，心内有赘生物，或引起菌血症的其他感染，封堵器安置处有血栓存在，导管插入途径有血栓形成，严重肺动脉高压已导致右向左分流，缺损解剖位置不良，预计可能发生封堵器放置后影响主动脉瓣或房室瓣功能的均不宜采用此法。

2. 患者各项术前检查如血常规、尿常规、出凝血时间、肝功能、肾功能及乙肝、丙肝、梅毒、艾滋病的病原学检查等各项化验结果是否正常；心电图、超声心动图、胸片等检查结果是否正常。

【用物】

1. 左、右心导管检查及造影用品 1 套。

2. 直径 0.89mm、长 260cm 泥鳅导丝一根，网篮导丝一根。

3. 室间隔缺损封堵器、输送系统（内芯和外鞘组成）。

4. 心电监护仪，压力监测仪，麻醉机。

5. 敷料包、器械包、无菌手术衣包各 1 个。

6. 药品：利多卡因、肝素、地塞米松、对比剂以及多巴胺、

阿托品等抢救药品；如遇患儿需全麻，按麻醉医师要求准备麻醉药品，常用氯胺酮、米达唑仑注射液。

【手术配合】

1. 术前

（1）按要求着装：更换无菌刷手服、更换手术间专用拖鞋，按无菌要求佩戴一次性手术帽和口罩。

（2）按照七步洗手法洗手。

（3）核对患者信息，确认无误后填写结构性心脏病介入手术患者交接单中术前核对部分。

2. 术中

（1）协助患者取仰卧位，双臂置于肩部以上，适当遮挡患者隐私部位，安慰患者，解除患者紧张情绪，检查外周静脉通路是否通畅并及时纠正，妥善连接心电监护仪；遇患儿则在上述基础上使用弹力绷带约束患儿四肢。

（2）铺设无菌手术台，按照不同手术途径要求将手术所需用物无菌打开至手术台上，协助术者完成局部皮肤消毒、铺无菌手术单、穿无菌手术衣。

（3）取肝素钠、盐酸利多卡因各一支于操作台上打开备用，予患者地塞米松静脉注入，用量遵医嘱。

（4）无菌打开压力监测套组一套至手术台上，配合术者完成测压系统的连接，协助术者完成空气排空后进行压力校零。

（5）向术者提供所需耗材及一次性用物，所有耗材及用物需严格按照无菌要求打开，严格登记所使用的耗材，完成高值耗材条形码的粘贴，完成费用录入，及时准确执行术中口头医嘱并做好记录。

（6）配合术者完成压力测量并打印。

（7）封堵器到位后开始计时，10分钟后提醒术者再次行左心室造影观察分流情况。

（8）术中严密监测患者心电图、压力及血氧饱和度变化，及早发现心律失常、缺氧发作等并发症并配合术者及时处理。

3. 术后

（1）手术结束后，术者拔出导管及鞘管后，协助术者压迫穿刺点，对穿刺部位进行加压包扎，并在包扎敷料上注明穿刺血管部位、类别及包扎时间。患侧肢体需制动，由于穿刺同侧股动脉、股静脉，按照股动脉处理，使用重 2kg 沙袋压迫 6～10 小时（全麻患儿需在心电监护、吸氧条件下完成）。

（2）按照《医疗废物处理管理规定》处理一次性手术耗材并做好登记，清点台上所有锐器并丢弃至锐器桶内，最后整理并清点手术器械，确认无误后放于指定位置。

（3）依据患者实际情况完成结构性心脏病介入手术患者交接单的填写。

【评分标准】

先心病介入治疗术护理配合考核评分标准

科室_____ 姓名_____ 职称_____ 得分_____

项目		总分	技术操作要求	评分等级				实际得分	备注
				A	B	C	D		
评估		10	1. 患者一般情况，是否先心病介入治疗禁忌证	5	4	3	2		
			2. 患者各项术前检查是否完善、有无异常	5	4	3	2		
术前准备		15	1. 按要求着装并佩戴一次性手术帽和口罩	5	4	3	2		
			2. 洗手时严格按照七步洗手法	5	4	3	2		
			3. 核对患者信息并确认无误	5	4	3	2		
手术操作过程	患者部分	15	1. 协助患者取正确卧位，保护患者隐私，予患者适当心理护理	5	4	3	2		
			2. 检查外周静脉通路，正确连接心电监护导线	5	4	3	2		
			3. 正确使用弹力绷带约束患儿	5	4	3	2		

续表

项目		总分	技术操作要求	评分等级				实际得分	备注
				A	B	C	D		
手术操作过程	术中操作部分	40	1. 按照无菌原则铺设无菌手术台	10	8	6	4		
			2. 掌握不同手术途径所需物品，按照无菌原则打开至手术台上	5	4	3	2		
			3. 正确协助术者连接自动测压装置，熟练配合术者完成术中压力测量并记录	5	4	3	2		
			4. 正确协助术者完成血氧分析	5	4	3	2		
			5. 及时识别术中心电图和压力的异常变化，告知术者	5	4	3	2		
			6. 按术者需要正确提供所需耗材	5	4	3	2		
			7. 及时准确执行术中医嘱并记录	5	4	3	2		
	术后处理部分	20	1. 正确协助术者处理穿刺部位的压迫止血、加压包扎	5	4	3	2		
			2. 正确处理废弃的一次性耗材及锐器	5	4	3	2		
			3. 正确处理手术器械	5	4	3	2		
			4. 准确填写手术交接单	5	4	3	2		
总分		100							

主考教师_____　　　　考核日期_____

第六节　外周血管球囊扩张成形术及支架置入术护理配合

外周血管球囊扩张成形术及支架置入术是经皮穿刺股动脉、桡动脉或肱动脉，将球囊置入病变血管进行扩张，必要时可置入血管内支架，使狭窄血管再通的技术。

【目的】

使狭窄的外周血管血流恢复从而改善患者相关临床症状。

【评估】

1. 患者一般情况，有无肝肾功能不全等禁忌证；是否处于脑梗、心梗急性期或大动脉炎症活动期内。

2. 患者各项术前检查如血常规、尿常规、出凝血时间、肝功能、肾功能及乙肝、丙肝、梅毒艾滋病的病原学检查等各项化验结果是否正常；心电图、超声心动图、胸片等检查结果是否正常。

3. 患者是否按要求服用双联抗血小板药物：术前一日应顿服阿司匹林 100mg、波立维 150mg（已服用波立维 75mg/d，3 日以上者不需顿服）。

【用物】

1. 常规造影用物。

2. 5F 猪尾导管、端孔导管。

3. 引导导管、超滑引导导丝（长 145～260cm，直径 0.97mm）。

4. 球囊导管（球囊直径据狭窄状况而定）。

5. Y 接头、压力泵。

6. 常用球囊扩张支架，自膨式支架。

7. 药品：利多卡因、肝素、硝酸甘油、对比剂、0.9%氯化钠注射液，葡萄糖氯化钠注射液以及地塞米松、多巴胺、阿托品等急救药品。

【手术配合】

1. 术前　同冠状动脉造影手术。

2. 术中

（1）术者常规行外周动脉造影后，若患者的病度血管需要处理时，按术者需求向其提供所需耗材（引导管、指引导丝、扩张球囊导管、压力充气装置等），所有耗材严格遵循无菌原则打开。

（2）记录术中追加肝素的剂量及给药时间。

（3）配合医生测量狭窄血管远、近端压力，确定狭窄部位，完成手术主要过程的记录（手术时间、步骤、使用耗材、用药等）。

（4）术中严密监测患者心电图及动脉压力变化，备好阿托品、多巴胺、硝普钠等抢救药品，出现异常立即告知术者及时处理。

3. 术后

（1）术者拔出导管及股动脉鞘管，止血后协助术者进行加压包扎并在包扎敷料上注明穿刺血管部位、类别及包扎时间，患侧肢体制动并使用重2kg沙袋压迫6～10小时。若穿刺桡动脉，则协助术者使用桡动脉止血器压迫出血点。

（2）按照《医疗废物处理管理规定》处理一次性手术耗材并做好登记，清点台上所有锐器并丢弃至锐器桶内，最后整理并清点手术器械，确认无误后放于指定位置。

（3）依据患者实际情况完成外周血管介入手术患者交接单的填写。

【评分标准】

外周血管腔内成形术及支架置入术护理配合考核评分标准

科室＿＿＿＿＿＿　姓名＿＿＿＿＿＿　职称＿＿＿＿＿　得分＿＿＿＿＿

项目	总分	技术操作要求	评分等级				实际得分	备注
			A	B	C	D		
评估	15	1. 患者一般情况，是否有动脉狭窄梗阻及严重钙化、重症糖尿病等禁忌证	5	4	3	2		
		2. 患者各项术前检查是否完善、有无异常	5	4	3	2		
		3. 患者是否按要求服用抗凝药物	5	4	3	2		

续表

项目		总分	技术操作要求	评分等级				实际得分	备注
				A	B	C	D		
手术操作过程	术前准备	15	1. 按要求着装并佩戴一次性手术帽和口罩	5	4	3	2		
			2. 洗手时严格按照七步洗手法	5	4	3	2		
			3. 核对患者信息并确认无误	5	4	3	2		
	患者部分	10	1. 协助患者取正确卧位，保护患者隐私，予患者适当心理护理	5	4	3	2		
			2. 检查外周静脉通路，正确连接心电监护导线	5	4	3	2		
手术操作过程	术中操作部分	40	1. 按照无菌原则铺设无菌手术台	5	4	3	2		
			2. 掌握不同手术途径所需物品，按照无菌原则打开至手术台上	5	4	3	2		
			3. 掌握术中基础用药的配置方法	5	4	3	2		
			4. 正确协助术者连接自动测压装置	5	4	3	2		
			5. 正确进行术中压力测量及手术主要过程记录	5	4	3	2		
			6. 及时识别术中心电图和压力的异常变化，告知术者	5	4	3	2		
			7. 按术者需要正确提供所需耗材	5	4	3	2		
			8. 及时准确执行术中医嘱并记录	5	4	3	2		
	术后处理部分	20	1. 正确协助术者处理穿刺部位的压迫止血、加压包扎	5	4	3	2		
			2. 正确处理废弃的一次性耗材及锐器	5	4	3	2		
			3. 正确处理手术器械	5	4	3	2		
			4. 准确填写手术交接单	5	4	3	2		
总分		100							

主考教师_____　　　考核日期_____

第七章

护理信息技术相关操作

第一节　智能药柜的使用

智能药柜的使用是临床上通过信息技术将药柜机与医院 HIS 系统进行联网，在药剂科设立中央操作台实现药品使用及管理的自动化，有操作权限的护士可通过指纹验证打开药柜取药。在取药的同时，所有的操作信息被自动记录，这些记录将作为补库存和追溯的依据。

【目的】

1. 实现药品的安全、规范、科学化管理。

2. 提高护士的工作效率。

3. 降低患者用药风险，保障患者用药安全。

【评估】

1. 完成患者病史及检查，评估患者病情及用药情况。

2. 完成入院宣教，评估患者对药柜机使用的认知程度，了解患者费用情况，避免欠费无法取药情况发生。

3. 取药前评估取药筐是否清洁干净，床号是否正确。

【用物】

药车、取药小框及对应床牌。

【操作步骤】

1. 智能药柜取药流程

（1）医生开具电子医嘱，护士进入护士站，转抄（确认）医嘱。

（2）护士通过指纹（胸卡号、密码）登陆。

（3）检索床号，确认患者信息，点击"医嘱取药"。如为长期医嘱请点击"长嘱取药"，核对药品剂量、数量以及执行时间，点击"全选""现在取出"（也可多选即选中每条记录）"现在取出"；如为临时医嘱请点击"临嘱取药"其他同长嘱取药。

（4）取药对应药品位置的抽屉自动弹开。

（5）指示灯闪烁，确认指示灯（需先按指示灯由闪烁变为常亮）。

（6）如为贵重物品，根据系统提示先确认该药品实际库存（即回溯计数）。

（7）确认药品剂量、数量，取出药品，关闭拉门（抽屉）。

（8）注销帐户。

2. 智能药柜退药流程

（1）护士指纹（胸卡号及密码）登录药柜机。

（2）检索床号，确认患者信息。

（3）如该药品已取出，将护士站药品做退药操作，点击"退药"、"医嘱退药"、选择要退药品名称。（如该药品未取出，只需做退药操作，不必取出，药品2小时内在药柜机系统中将自动消失）

（4）编辑要退药品的数量，点击"开始退药"（如为某种原因药品多取直接点击退药模块，选择要退的药品）

（5）抽屉将自动弹开，抽屉内回收箱盒盖自动弹开。

（6）将要退的药品放入回收箱。

（7）关闭回收箱（盒盖）、抽屉。

（8）操作结束，注销账户。

3. 毒麻药品取药流程

（1）医生开具电子医嘱，护士进入护士站，确认转抄医嘱

（2）同步最近医嘱信息

（3）护士通过指纹（胸卡号、密码）登陆

（4）检索床号，确认患者信息，点击"医嘱取药"

（5）核对药品剂量、数量，点击"全选""现在取出"

（6）药品对应的抽屉自动弹开，指示灯闪烁，提示复核

（7）复核护士录入指纹，对应毒麻药的盒盖自动弹开

（8）确认药品剂量、数量，取出药品

（9）关闭盒盖、拉门，注销帐户

4. 毒麻药品返还空安瓿流程

（1）护士指纹（胸卡号及密码）登录药柜机

（2）检索床号，确认患者信息

（3）点击"返还空安瓿"

（4）核对要返还的数量

（5）点击"确定"，提示复核

（6）复核护士录入指纹（胸卡号）复核

（7）空安瓿与麻方放入回收箱

（8）操作成功，注销账户

操作流程：评估→转抄医嘱→核对剂量→备物→指纹登陆→核对药品剂量、数量→拉门或抽屉弹开后按指示灯→取药→关闭拉门或抽屉→床旁再次核对。

【注意事项】

1. 当发生停电、断网及药柜机故障时，应立即报告护士长并联系药房，在药师跟护士长的监督下可以用安全强开钥匙，打开药柜取药。并对取出的所有药品进行手工记录，恢复正常后在药柜执行空取操作，手工记录表格需要保存，作为核对依据。

2. 进行取药操作时应严格按照屏幕提示执行，取药前核对药品数量并按指示灯。

3. 当患者欠费无法取药时先去药房借药，缴费后取出药品还

给药房。

【评分标准】

智能药柜使用考核评分标准

单位_____科室_____ 姓名_____

项目		总分	技术操作要求	评分等级				实际得分	备注
				A	B	C	D		
评估		5	取药前评估取药筐是否清洁干净，床牌是否正确	5	4	3	2		
操作前准备		5	用物准备：药车、取药小框及对应床牌	5	4	3	2		
操作过程	取药流程	20	1. 转抄（确认）医嘱后核对剂量及数量	5	4	3	2		
			2. 通过指纹（胸卡号、密码）登陆后，检索床号，确认患者信息，点击取药后核对药品剂量、数量以及执行时间	5	4	3	2		
			3. 指示灯闪烁，确认指示灯根据系统提示先确认该药品实际库存（即回溯计数）	5	4	3	2		
			4. 确认药品剂量、数量，取出药品，关闭拉门（抽屉），注销帐户	5	4	3	2		
	退药流程	20	1. 指纹（胸卡号及密码）登录药柜机后检索床号，确认患者信息	5	4	3	2		
			2. 点击"医嘱退药"、选择要退药品名称	5	4	3	2		
			3. 编辑要退药品的数量，点击"开始退药"，将要退的药品放入回收箱	5	4	3	2		
			4. 关闭回收箱，操作结束，注销账户	5	4	3	2		

续表

项目		总分	技术操作要求	评分等级				实际得分	备注
				A	B	C	D		
操作过程	毒麻药取药流程	20	1. 转抄（确认）医嘱后核对剂量及数量	5	4	3	2		
			2. 通过指纹（胸卡号、密码）登陆后，检索床号，确认患者信息，点击取药后核对药品剂量、数量以及执行时间	5	4	3	2		
			3. 指示灯闪烁，确认指示灯根据系统提示先确认该药品实际库存（即回溯计数）	5	4	3	2		
			4. 确认药品剂量、数量，取出药品，关闭拉门（抽屉），注销帐户	5	4	3	2		
	毒麻药退安瓿流程	20	1. 护士指纹（胸卡号及密码）登录药柜机，检索床号，确认患者信息	5	4	3	2		
			2. 点击"返还空安瓿"，核对要返还的数量	5	4	3	2		
			3. 点击"确定"，提示复核，复核护士录入指纹（胸卡号）复核	5	4	3	2		
			4. 空安瓿与麻方一起放入回收箱，操作成功，注销账户	5	4	3	2		
评价		10	注意事项叙述清楚，重点突出	10	8	5	2		
总分		100							

主考教师_____ 考核日期_____

第二节 移动护理车的使用

移动护理车包含电脑、扫码枪和打印机，可及时完成临床护理相关的信息处理，方便护理人员工作，节省护理人员时间及体力。

【目的】

通过使用移动护理车，完成医嘱转抄、条码打印、扫码、护理评估及健康宣教记录工作。

【评估】

1. 评估移动护理车电池状态，蓄电可以满足使用；无蓄电或蓄电不足时，有与移动护理车电源接头相应的电源插孔可以使用。

2. 移动护理车的 WIFI 可以使用并连接医院内网。

3. 移动护理车电脑已经安装护理相关的应用程序并处于备用状态。

4. 需要使用扫码枪时评估扫码枪电池电量是否满足需求。

【用物】

移动护理车、电源线、扫码枪、打印机及其他相应的用具。

【操作步骤】

1. 操作前

（1）洗手，根据需求，评估电源插孔是否满足需求。

（2）打开移动护理车电源开关。

（3）观察电池电量，电源不足时连接电源。如需打印机连接打印机电源。

（4）根据需求，备好其他用具。

2. 操作时

（1）打开电脑开关，点击相应的护理程序，如：护理站、移动护理站、预采集、检验查询等。

（2）使用个人或集体账户登录相应的应用程序。

（3）根据需求处理相关内容。护理站、移动护士、预采集程序的使用及医嘱处理遵照相应的使用及处理流程。

3. 操作后

（1）退出应用程序。

（2）整理移动护理车。

（3）如短时间不使用移动护理车，关闭电脑，关闭移动护理车，充电备用。如继续使用，根据蓄电情况选择是否需要充电。如不需要使用打印机，关闭打印机并断开电源。

操作流程：评估→备物→操作前准备→开机→进入护理应用程序→处理相关护理信息→整理用物→关机→充电

【注意事项】

1. 使用需要登录的应用程序时，使用本人账号，不用公用账号或使用他人账号登录，使用完毕及时退出应用程序。

2. 移动护理车在非连接电源状态下使用时，注意电池蓄电状态。蓄电不足及时连接电源，避免因电量不足导致电脑关机使相应信息未能及时上传。

3. 移动护理车如长期使用应每晚充电，使电池处于充满状态，保证第二天的使用。

4. 若设备长期存放，请先将电力系统充饱电后再进行存放。长期存放未使用，应每 6 个月取出设备，对电力系统进行放电、充电程序，充饱电后再进行存放，以维持电池效能。

【评分标准】

移动护理车的使用护理技术操作评分标准（100 分）

科室：＿＿＿＿＿　姓名：＿＿＿＿＿　职称：＿＿＿＿＿　得分：＿＿＿＿＿

项目	总分	技术操作要求	评分等级				实际得分	备注
			A	B	C	D		
仪表	5	仪表端庄、服装整洁、洗手	5	3	2	0		
评估	20	1. 评估移动护理车电池状态，蓄电可以满足使用；无蓄电或蓄电不足时，有与移动护理车电源接头相应的电源插孔可以使用	5	3	2	0		
		2. 移动护理车的 WIFI 可以使用并连接医院内网	5	3	2	0		
		3. 移动护理车电脑已经安装护理相关的应用程序并处于备用状态	5	3	2	0		
		4. 需要使用扫码枪时评估扫码枪电池电量是否满足需求	5	3	2	0		

续表

项目	总分	技术操作要求	评分等级				实际得分	备注
			A	B	C	D		
使用前	20	1. 根据需求，评估电源插孔是否满足需求	5	3	2	0		
		2. 打开移动护理车电源开关	5	3	2	0		
		3. 观察电池电量，电源不足时连接电源。如需打印机连接打印机电源	5	3	2	0		
		4. 根据需求，备好其他用具	5	3	2	0		
使用中	20	1. 打开电脑开关，点击相应的护理程序，如：护理站、移动护理站、预采集、检验查询等	5	3	2	0		
		2. 使用个人或集体账户登录相应的应用程序	5	3	2	0		
		3. 根据需求处理相关内容。护理站、移动护士、预采集程序的使用及医嘱处理遵照相应的使用及处理流程	10	6	4	0		
使用后	20	1. 退出应用程序	5	3	2	0		
		2. 整理移动护理车	5	3	2	0		
		3. 如短时间不使用移动护理车，关闭电脑，关闭移动护理车，充电备用。如还会继续使用，根据蓄电情况选择是否需要充电	5	3	2	0		
		4. 如不需要使用打印机，关闭打印机并断开电源	5	3	2	0		
评价	15	1. 操作规范、熟练	5	3	2	0		
		2. 严格执行应用程序的使用流程或医嘱处理流程	5	3	2	0		
		3. 提问注意事项	5	3	2	0		
总分	100							

主考教师_____ 考核日期_____